Therapie bakterieller Infektionen

Dr. med. Fritz Bayer
Internist
Stüttgerhofweg 10
50858 Köln
Tel. 02 21 / 48 86 38

D1755826

Springer
*Berlin
Heidelberg
New York
Barcelona
Budapest
Hongkong
London
Mailand
Paris
Santa Clara
Singapur
Tokio*

E. Semenitz   M. Fille   F. Allerberger
M. P. Dierich

Therapie
bakterieller Infektionen

Mit 23 Tabellen

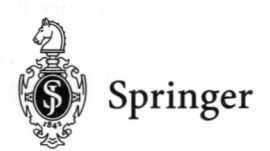

Springer

Professor Dr. E. Semenitz
Innrain 95, A-6020 Innsbruck

Dr. M. Fille
Liebeneggstraße 16, A-6020 Innsbruck

Dr. F. Allerberger
Sonnenburgstraße 5, A-6020 Innsbruck

Professor Dr. M. P. Dierich
Karl Innerebner-Straße 43, A-6020 Innsbruck

ISBN 3-540-62241-1 Springer-Verlag Berlin Heidelberg New York

Die Deusche Bibliothek-CIP-Einheitsaufnahme
Therapie bakterieller Informationen : mit 23 Tabellen / E. Semenitz ... - Berlin ; Heidelberg ;
New York ; Barcelona ; Budapest ; Hongkong ; London ; Mailand ; Paris ; Santa Clara ;
Singapur ; Tokio : Springer 1997
ISBN 3-540-62241-1
NE: Semenitz, Erich

Dieses Werk ist urheberrechtlich geschützt. Die dadurch begründeten Rechte, insbesondere die der Übersetzung, des Nachdrucks, des Vortrags, der Entnahme von Abbildungen und Tabellen, der Funksendung, der Mikroverfilmung oder der Vervielfältigung auf anderen Wegen und der Speicherung in Datenverarbeitungsanlagen, bleiben, auch bei nur auszugsweiser Verwertung, vorbehalten. Eine Vervielfältigung dieses Werkes oder von Teilen diese Werkes ist auch im Einzelfall nur in den Grenzen der gesetzlichen Bestimmungen des Urheberrechtsgesetzes der Bundesrepublik Deutschland vom 9. September 1965 in der jeweils geltenden Fassung zulässig. Sie ist grundsätzlich vergütungspflichtig. Zuwiderhandlungen unterliegen den Strafbestimmungen des Urheberrechtsgesetzes.

© Springer-Verlag Berlin Heidelberg 1997
Printed in Germany

Die Wiedergabe von Gebrauchsnamen, Handelsnamen, Warenbezeichnungen usw. In diesem Werk berechtigt auch ohne besondere Kennzeichnung nicht zu der Annahme, daß solche Namen im Sinne der Warenzeichen- und Markenschutz-Gesetzgebung als frei zu betrachten wären und daher von jedermann benutzt werden dürfen.
Produkthaftung: Für Angaben über Dosierungsanweisungen und Applikationsformen kann vom Verlag keine Gewähr übernommen werden. Derartige Angaben müssen vom jeweiligen Anwender im Einzelfall anhand anderer Literaturstellen auf ihre Richtigkeit überprüft werden.

Umschlaggestaltung: Design & Production, Heidelberg
Satz: Datenkonvertierung durch Springer-Verlag
SPIN: 10551964   23/3134 – 5 4 3 2 1 0 – Gedruckt auf säurefreiem Papier

Vorwort

Die medizinische Mikrobiologie ist aufgerufen, Methoden zu entwickeln, die eine rasche Diagnostik des die Infektion verursachenden Erregers ermöglichen. Eine weitere, sehr wesentliche Aufgabe des Faches medizinische Mikrobiologie ist es, die durch antibakterielle Wirkstoffe gesetzten Schäden am Erreger darzustellen. Ergebnisse von Resistenzbestimmungen stellen unverzichtbare Informationen für eine gezielte therapeutische Anwendung antibakterieller Chemotherapeutika dar. Die Therapie bakterieller Infektionen wird im vorliegenden Buch aus der Sicht eines klinisch tätigen medizinischen Mikrobiologen abgehandelt.

Nach einem kurzen geschichtlichen Rückblick auf die Entwicklung der Mikrobiologie und die erste Anwendung antibakterieller Wirkstoffe, wird auf die Zusammenhänge zwischen Keimbesiedelung und deren Bedeutung bei der Entstehung von Infektionen eingegangen. Die antibakterielle Chemotherapie wird in zwei Abschnitten beschrieben: ihre Durchführung in der ärztlichen Praxis und im Krankenhaus.

In einem eigenen Kapitel werden Anwendung und theoretische Grundlagen des Innsbrucker Chemotherapieschemas zur Behandlung schwerer Infektionen erläutert. Die Charakterisierung der antibakteriellen Wirkstoffe, entsprechend ihrer pharmakologischen Parameter der Substanzen, erfolgt in tabellarischen Übersichten. Das Kapitel „Klinische Mikrobiologie" beschäftigt sich nicht nur mit den häufigsten Infektionserregern, vielmehr werden dort auch einzelne seltenere Krankheitsbilder, wie diese von uns beobachtet wurden, besprochen.

Innsbruck, im Herbst 1996   Erich Semenitz

Inhaltsverzeichnis

1	**Einleitung**	1
2	**Keimbesiedelung und Infektion**	4
3	**Antibakterielle Chemotherapie**	7
3.1	Antibakterielle Chemotherapie in der ärztlichen Praxis	9
3.1.1	Harnwegsinfektionen	10
3.1.2	Akute Entzündungen im Hals-Nasen-Ohren-Bereich	13
3.1.3	Infekte des unteren Respirationstraktes	13
3.1.4	Infektionen der Haut	14
3.1.5	Enteritiden	15
3.1.6	Meningitis	15
3.2	Antibakterielle Chemotherapie im Krankenhaus – Innsbrucker Chemotherapieschema schwerer Infektionen	17
3.2.1	Bakteriologische Grundlagen des Chemotherapieschemas	18
3.2.2	Klinische Anwendung des Innsbrucker Chemotherapieschemas	21
3.2.3	Grundsätzliche Überlegungen zur Anwendung antibakterieller Wirkstoffe	30
3.2.4	Lokale antibakterielle Chemotherapie	32
3.2.5	Operationsvorbereitung	35
4	**Antibakterielle Wirkstoffe**	40
4.1	Penizilline	44

4.1.1	Penicillin G und Penicillin V	44
4.1.2	Isoxazolylpenizillin	48
4.1.3	Aminopenizilline	48
4.1.4	Acylaminopenizilline	51
4.2	Cephalosporine	51
4.3	Carbapeneme	58
4.3.1	Imipenem/Cilastatin	58
4.3.2	Meropenem	60
4.4	Monobactam	60
4.5	Aminoglykoside	61
4.6	Clindamycin	62
4.7	Fosfomycin	64
4.8	Glykopeptide	64
4.8.1	Vancomycin	65
4.8.2	Teicoplanin	65
4.9	Makrolide	67
4.10	Trimethoprim-Sulfamethoxazol	68
4.11	Tetrazykline	68
4.12	Chinolone	70
4.13	Rifampicin	73
4.14	Fusidinsäure	75
4.15	Metronidazol	75
5	**Klinische Mikrobiologie**	**76**
5.1	Grampositive Kokken	76
5.1.1	Staphylokokken	76
5.1.2	Streptokokken	79
5.2	Gramnegative Kokken	83
5.3	Grampositive Stäbchenbakterien	84
5.3.1	Listerien	84
5.3.2	Corynebacterium diphtheriae	84
5.3.3	Andere Corynebakterien	85
5.3.4	Milzbrandbazillen	86
5.4	Gramnegative Stäbchenbakterien	86
5.4.1	Enterobacteriaceen	86

5.4.2	Yersinien	92
5.4.3	Pseudomonaden	93
5.4.4	Haemophilus influenzae	94
5.4.5	Burkholderia cepacia, Stenothrophomonas maltophilia	95
5.5	Acinetobacter	96
5.6	Campylobacter	96
5.7	Helicobacter pylori	97
5.8	Anaerobier	98
6	**Epilog**	101

Anhang: Arzneistoffe und Präparate aus Österreich, Deutschland und der Schweiz 103

Literatur 109

Sachverzeichnis 114

1 Einleitung

Die grundlegenden Erkenntnisse zur Aufklärung mikrobieller Infektionen wurden vor ca. 150 Jahren gewonnen. Die erste Beschreibung eines Contagium animatum (lebender Krankheitserreger) stammt von Pollender, der nicht zufällig, sondern auf Grund gezielten Suchens 1849 den Milzbrandbazillus im Mikroskop gesehen hat. Die Erregernatur konnte er nicht beweisen, da das Verfahren der Keimzüchtung noch unbekannt war. 1856 hat Delafond an der Pariser Tierärztlichen Hochschule an Kaninchen Infektionsversuche durchgeführt und – da die Tiere an Milzbrand erkrankten – die diagnostische Verwertbarkeit eines mikroskopischen Bazillenbefundes bestätigt. Der Chemiker Pasteur berichtete 1857, daß Gärung und Fäulnis von Kleinlebewesen verursacht werden. 1876 gelang es Koch, den Milzbranderreger zu züchten, und 1882 berichtete er über seine Entdeckung des Erregers der Tuberkulose.

Nachdem die Techniken der Bakterienzüchtung bekannt waren, konnten innerhalb kurzer Zeit eine Unzahl bis dahin unbekannter Infektionserreger gezüchtet werden. Diese neuen Erkenntnisse bewirkten einen enormen Aufschwung des Faches Hygiene bzw. Hygiene und Mikrobiologie, da man jetzt bei Infektionen den Erreger kulturell nachweisen und dadurch die Verbreitung bei Massenerkrankungen gezielt verfolgen konnte. Seuchenhygienische Maßnahmen und der Erfolg der Desinfektion waren jetzt durch die Möglichkeit, den Infektionserreger zu züchten, experimentell überprüfbar geworden.

Die aktive Bekämpfung von Infektionen wurde erst mit der Entdeckung von Substanzen, die in der Lage waren, Infektionserreger im Wachstum zu hemmen oder sogar abzutöten, möglich (1909 Salvarsan, 1932 Sulfonamide, 1940 Penizillin – Beginn der Antibiotikatherapie). Die weltweite Beschäftigung mit diesem Therapiekonzept – direkte Beeinflussung der Bakterien durch antibakterielle Wirksubstanzen – erbrachte in der Folge eine Unzahl von „pharmazeutischen Präparaten", mit denen eine gezielte Therapie von Infektionen durchgeführt werden konnte. Durch diese Möglichkeit einer gezielten Bekämpfung von Infektionen wurde auch ein Grundstein für den Aufschwung der chirurgischen Fächer gelegt. Die operative Technik entwickelte sich in der Folge sprunghaft; ja sogar Organtransplantationen wurden durchführbar.

Obwohl schon seit mehreren Jahrzehnten antibakterielle Chemotherapien durchgeführt werden, gibt es für die Behandlung lebensbedrohlicher Infektionen bezüglich der Auswahl und des Verabreichungsmodus der Substanzen immer noch keine einheitliche therapeutische Vorgehensweise. In Innsbruck wurde zur Behandlung dieser häufig tödlich verlaufenden Erkrankungen in den letzten 25 Jahren ein Therapieschema erarbeitet, über dessen Entstehung und experimentelle Grundlagen hier berichtet wird.

Nach dem Innsbrucker Chemotherapieschema werden bei lebensbedrohlichen Infektionen zwei antibakterielle Wirksubstanzen zeitlich versetzt in jeweils 4stündlichem Intervall als Kurzinfusion (100 ml) verabreicht. Die Auswahl der antibakteriellen Chemotherapeutika richtet sich bei vorliegendem kulturellem Erregernachweis nach dem Antibiogramm. Ist ein kultureller Erregernachweis noch nicht erfolgt, muß die Auswahl der Substanzen nach der zu erwartenden Empfindlichkeit des wahrscheinlichsten Erregers getroffen werden. Mit diesem Dosierungsschema erzielt man alle 4 h hohe Gewebespiegel, die Infektionserreger schnell in der Vermehrung blockieren oder abtöten. Somit werden wirkstofffreie Intervalle am Infektionsort weitgehend vermieden. Über die klinischen Erfahrungen mit diesem Chemotherapieschema wurde wiederholt berichtet [1, 2, 3, 4].

Einleitung

Der Verfasser hat ab 1944 Sulfonamide zur Behandlung bakterieller Infektionen angewandt und später selbst maßgeblich an der Entwicklung von Sulfonamid-Präparaten mitgewirkt [5]. Seit Beginn der Penizillin-Erzeugung in Österreich bestehen berufliche Kontakte mit den Abteilungen Forschung, Erzeugung und Qualitätskontrolle der Fa. Biochemie in Kundl, Tirol. Diese Zusammenarbeit ermöglichte es, zu einem frühen Zeitpunkt die Herstellung von pharmazeutischen Spezialitäten, die antibakterielle Wirkstoffe enthalten, kennenzulernen. Im Rahmen des Registrierungsverfahrens wurde die Kontrolle des Gehalts an Wirkstoffen durchgeführt, was bedingte, daß entsprechende Kenntnisse über die Grundstoffe erarbeitet werden mußten. Diese Tätigkeiten erbrachten Einblicke in die antibakterielle Chemotherapie, die für die klinische Anwendung der Substanzen sehr nützlich waren.

2 Keimbesiedelung und Infektion

Der Mensch wird physiologisch ohne Keimbesiedelung geboren. Bereits beim ersten Stillen kommt der Säugling mit der Bakterienflora der mütterlichen Haut in Berührung. Rasch entwickelt sich beim Neugeborenen auf Haut und Schleimhäuten eine Bakterienflora. Die aufgenommene Nahrung enthält auch die Nährstoffe, die nötig sind, damit sich die zwangsläufig aufgenommenen Mikroorganismen im Makroorganismus vermehren. Diese bakterielle Besiedelung kann symbiotisch oder antagonistisch zwischen den verschiedenen Keimspezies erfolgen. Jedenfalls entwickelt sich bei jedem von uns auf Haut und Schleimhäuten eine „physiologische Bakterienflora". Bis heute kennen wir kein Untersuchungsverfahren, das uns Aufschluß darüber gibt, ob die qualitative und quantitative Zusammensetzung der vorgefundenen Bakterienflora für das betreffende Individuum physiologisch oder schädlich ist.

Die „physiologische Keimflora" auf der Haut, im Respirations- und Intestinaltrakt besteht aus einer Vielzahl von Mikroorganismen und beinhaltet das Erregerreservoir der endogenen Infektionen.

Die andere Ursache mikrobieller Erkrankungen stellt die exogene Infektion dar. Hier kommt es zur Übertragung des Erregers von Menschen oder Tieren, wobei die Ansteckung direkt oder auch indirekt über Nahrung oder andere Vehikel erfolgen kann. Bei Verletzungen und Operationen können Keime der patienteneigenen Flora sowie Erreger der Umgebung in das Wundgebiet eingebracht werden. Grundpfeiler der Vorbeugung iatrogener Infektionen bei chirurgischen Eingriffen ist daher die Reduktion der Bakterienflora der Haut durch Reinigung und gründliche Desinfektion. Zusätzlich kann vor Operationen durch Verabreichung von Laxanzien eine beträchtliche Verringerung des Darminhaltes und dadurch auch eine massive Reduktion der Keimflora im Darm erzielt werden (1 g Fäzes enthält bis zu 1000 Mrd. Keime). Während einer antibakteriellen Therapie mit Substanzen, die vornehmlich über die Galle ausgeschieden werden, beobachtet man innerhalb kurzer Zeit eine quantitative und qualitative Veränderung der bakteriellen Darmflora. Mikrobiologische Untersuchungen [6] zeigen, daß gegenüber der verabreichten Substanz empfindliche Keime verschwinden und nur Mikroorganismen, die gegenüber dieser Substanz resistent waren, übrigbleiben. Diese so veränderte Darmflora repräsentiert dann das Erregerreservoir nosokomialer endogener Infektionen.

In diesem Zusammenhang stellt sich grundsätzlich die Frage nach der Ursache für das Vorhandensein resistenter Bakterien. Die Selektionierung von gegen das verabreichte Antibiotikum primär resistenten Bakterien der physiologischen Flora ist ebenso möglich wie eine Übertragung von Resistenzgenen zwischen den Keimen. Die häufige Verabreichung von antibakteriellen Wirkstoffen wegen bestehender Infektionen oder die prophylaktische Gabe zur Vorbeugung von Infektionen an Patienten der Intensivstationen könnten für die häufig festgestellte Resistenz der Keime, die dort Infektionen verursachen, verantwortlich sein.

Die mikrobielle Flora der Mundschleimhaut verändert sich kurzzeitig durch die Aufnahme von Nahrung und Flüssigkeit. Die Speichelabsonderung übt zusätzlich eine keimreduzierende Wirkung aus. Bei Patienten, die oral nichts mehr zu sich nehmen, ist daher besonders darauf zu achten, daß täglich mehrmals eine Mundpflege erfolgt. Patienten, denen eine Nahrungsaufnahme nach einer Operation nicht gestattet werden kann, sollten so oft wie möglich, mindestens jede Stunde, den Mund mit Flüssigkeit (Wasser oder Tee) ausspülen. Der dadurch angeregte Speichelfluß verzögert eine überschießende mikrobielle Besiedelung der Mundschleimhaut und reduziert so die Gefahr des Entstehens von Schleimhautulzera und einer Candidamykose im Mund.

Die früher oft geäußerte Sorge, daß durch den häufigen Einsatz antibakterieller Chemotherapeutika viele Erreger gegen diese resistent und dadurch auch die außerhalb des Krankenhauses erworbenen Infektionen unbeherrschbar werden, hat sich als nicht richtig erwiesen, da nach wie vor Patienten, die plötzlich aus voller Gesundheit an einer bakteriellen Infektion erkranken, erfolgreich mit den seit langer Zeit erprobten Substanzen behandelt werden können. Dies ist verständlich, da die In-vitro-Empfindlichkeit der überwiegenden Anzahl dieser Keime bis jetzt keine nennenswerte Veränderung erfahren hat [7–11]. Auf Grund dieser Erfahrung scheint es, daß die Infektiosität eines Erregers unter der Prämisse zu sehen ist, daß dieser durch antibakterielle Wirkstoffe noch nicht verändert sein darf, um bei einem gesunden Menschen eine Erkrankung hervorrufen zu können. Diese Überlegung wird durch folgende Beobachtung gestützt. Ärzte und Pflegepersonal der Intensivstationen empfinden keine Angst, sich dort mit hochresistenten Patientenkeimen zu infizieren. Die Tatsache, daß bei Krankenpflegepersonal z. B. methicillinresistente Staphylokokkenkeimträger (MRSA) gefunden werden, ist für den Betroffenen nicht beunruhigend. Niemand glaubt, daß dieser Träger in Kürze an einer MRSA-Infektion erkranken wird. Wie die jahrzehntelange Erfahrung zeigt, stellen eben multiresistente Erreger für immunkompetente Gesunde meist kein erhöhtes Infektionsrisiko dar.

Völlig anders ist die Situation für Patienten, bei denen durch die Grundkrankheit oder medikamentös das Immunsystem blockiert wurde. Bei diesen werden häufig multiresistente Infektionserreger isoliert, wobei hier möglicherweise eine endogene Infektion durch die früher beschriebene Selektion multiresistenter Keime der eigenen Bakterienflora erfolgte. Außerdem ist vorstellbar, daß eine Keimübertragung von einem Patienten zum anderen vorliegt (Schmierinfektion). Durch Phagentypisierung, Antibiogramm und DNA-Analyse ist es möglich, die Identität des artifiziell übertragenen Infektionserregers zu bestimmen. Infektionsketten können dadurch aufgeklärt werden.

3   Antibakterielle Chemotherapie

Die Entdeckung der Sulfonamide 1932 durch Domagk und deren klinische Anwendung zur Behandlung bakterieller Infektionen ab 1935 machten es erstmals möglich, den Infektionserreger in seinem Wachstum direkt zu hemmen und dadurch die körpereigenen Abwehrmechanismen zu unterstützen.

Sulfonamide sind Antimetaboliten der p-Aminobenzoesäure, die einen essentiellen Wirkstoff für das Wachstum von verschiedenen Bakterien darstellt. Sie verdrängen die p-Aminobenzoesäure an der Dihydropteroat-Synthetase und blockieren kompetitiv die Folsäuresynthese, was zur Folge hat, daß die Vermehrung der Bakterien erst nach längerer Zeit (24–48 h) gehemmt wird. Die antibakterielle Wirkung der Sulfonamide erfolgt also nicht schlagartig. Domagk [12] wies darauf hin, daß die Therapie mit Sulfonamiden keine „Therapia magna sterilisans" darstellt, denn für die endgültige Vernichtung der eingedrungenen Krankheitserreger ist die Wirkung der natürlichen Abwehrkräfte des Makroorganismus sehr wesentlich. Weiter wird ausgeführt, daß die Verabreichung der Sulfonamide entsprechend lange zu erfolgen hat, um Rezidive zu vermeiden, da die Erreger durch diese Substanzen nicht abgetötet, sondern lediglich in ihrem Wachstum gehemmt werden. Die Sulfonamide wurden oral in einer Dosierung von 500 mg in 8stündlichem Abstand verabreicht.

Im Jahr 1940 publizierten Chain u. Florey [13], daß es ihnen gelungen war, den Wirkstoff Penizillin aus flüssigen Pilzkulturen zu isolieren und ein therapeutisch einsetzbares Präparat zu entwickeln. Fleming hatte 1929 die antibakterielle Wirkung der Stoffwechselprodukte von Penizillin-Kulturen beschrieben [14]. Man erkannte sehr früh, daß Penizillin am Keim eine grundlegend andere Wirkung als ein Sulfonamid ausübt. Unmittelbar nach Zusatz von Penizillin zu Bakterienkulturen in Flüssigmedien stellen die Keime die Vermehrung ein, und nach mehrstündiger Einwirkung erfolgt sogar eine Abtötung. Penizillin blockiert die Zellwandsynthese, was in der Folge auch zu einer Lyse der Bakterien und zum Freisetzen toxischer Inhaltsstoffe führt. Penizillin wurde anfänglich subkutan oder intramuskulär in Dosen von je 10000–20000 Einheiten Penicillin G im Abstand von 2 h injiziert [15]. Zischinsky empfahl 1948, bei Kindern subkutan 20000 Einheiten Penizillin, 3stündlich, Tag und Nacht, bis einige Tage nach Entfieberung, zu verabreichen [16].

Diese einleitende Darstellung zeigt, wie unterschiedlich die antibakterielle Wirkung – und daher auch die Verabreichung – dieser beiden Substanzgruppen erfolgte. Es hat den Anschein, daß die Prinzipien der Sulfonamidtherapie mit ihrer mehrwöchigen Dauer auch heute noch manchenorts für die therapeutische Anwendung der in den letzten 50 Jahren entwickelten antibakteriellen Wirkstoffe Pate stehen.

Erst aufgrund intensiver Beschäftigung mit der Wirkungsweise der Substanzen erkannte man, daß die Infektionserreger auf sehr unterschiedliche Weise geschädigt werden und daß auch die Pharmakokinetik (Plasmaproteinbindung, Halbwertszeit, Höhe des wirksamen Plasmaspiegels, renale und/oder biliäre Ausscheidung) der Substanzen sehr divergiert. Neben den substanzgebundenen Eigenschaften können durch die Art der Anwendung (oral, i. v., i. m., lokal), aber auch aufgrund ihrer galenische Zubereitung, die Löslichkeit und damit verbunden der zu erzielende Wirkspiegel verändert werden. Obwohl die In-vitro-Empfindlichkeit eines Infektionserregers mit einfachen Methoden feststellbar ist, bedarf es noch der Erfahrung des Arztes, bei der vorliegenden Infektion die sinnvolle Dosierung der angebotenen galenischen Zubereitungen auszuwählen. Dies ist verständlich, da eine Vielzahl von Kriterien (Schwere des Krankheitsbildes, Erreger, Grundkrankheit des Patienten, vermutete Überempfindlichkeit gegenüber einer Substanzgruppe) für den Einsatz zu berücksichtigen sind.

Die Bekämpfung der Infektionen wird entsprechend der Schwere des Krankheitsbildes entweder ambulant, in häuslicher Pflege durch praktizierende Ärzte oder im Krankenhaus durchgeführt.

3.1
Antibakterielle Chemotherapie in der ärztlichen Praxis

Die antibakterielle Chemotherapie in der ärztlichen Praxis erfolgt im allgemeinen durch orale Gabe der Substanzen. Der erzielte Wirkspiegel im Serum ist abhängig von der Bioverfügbarkeit der Substanz; er liegt meist beträchtlich unter jenen Werten, die bei i. v.-Verabreichung erreicht werden. Schwere Infektionen, die durch Erreger entstanden sind, die sich sehr rasch vermehren und durch ihre Toxine schwere Schäden, wie z. B. eine Verbrauchskoagulopathie verursachen, müssen daher im Krankenhaus einer parenteralen Therapie zugeführt werden.

Um mit den bei der oralen Verabreichung der Substanzen erzielbaren, relativ niedrigen Wirkspiegeln Infektionen erfolgreich behandeln zu können, ist es notwendig, daß der Infektionserreger von der Substanz bereits bei diesen Konzentrationen im Wachstum gehemmt wird.

Infektionen, die Menschen aus dem Wohlbefinden plötzlich befallen, werden – wie früher bereits dargelegt – von Erregern verursacht, deren In-vitro-Empfindlichkeit bis heute weitgehend unverändert blieb.

Es ist eine Aufgabe der klinischen Mikrobiologie, bei den verschiedenen Infektionen die klinisch tätigen Kollegen über Keimspektrum und Resistenzen gegen die verschiedenen antibakteriellen Wirksubstanzen aufgrund der im Labor erhobenen Befunde zu informieren.

Dies geschieht entweder durch eine Aussage über den bei verschiedenen Infektionen wahrscheinlichsten Erreger, so daß eine kalkulierte Wahl der antibakteriellen Substanz ohne bakteriologische Untersuchung einer vom Patienten stammenden Probe möglich ist, oder aber durch die Vornahme einer Erregerbestimmung aus den Untersuchungsproben mit Antibiogramm-Erstellung. Der therapeutische Einsatz einer Substanz kann nur dann erfolgreich sein, wenn der Erreger gegenüber dieser empfindlich ist und zusätzlich die erforderlichen Wirkspiegel am Infektionsherd erreicht werden. Substanzen, die sehr schnell ausgeschieden werden, bedürfen daher einer häufigeren Verabreichung als solche, die wegen ihrer hohen Plasmaproteinbindung lange im Körper verweilen. Im Vergleich mit Substanzen, die über eine geringere Eiweißbindung verfügen, bedingt eine hohe Plasmaproteinbindung niedrigere Wirkspiegel. Da die meisten Substanzen mit dem Harn ausgeschieden werden, kann im Labor durch Bestimmung des Chemotherapeutikaspiegels im Harn geklärt werden, ob der Patient die verordnete Wirksubstanz überhaupt eingenommen hat.

3.1.1
Harnwegsinfektionen

Die Behandlung der akuten Harnwegsinfektionen stellt im allgemeinen kein therapeutisches Problem dar (s. Tabelle 1 und 2). Die meisten Substanzen wie z. B. β-Laktamantibiotika und Gyrasehemmer werden vornehmlich über die Niere ausgeschieden, und man findet im Harn 10- bis 500fach höhere Konzentrationen der Wirksubstanzen als im Serum.

Als häufigste Erreger von Harnwegsinfekten finden wir bei ca. 70% aller Fälle Escherichia coli und Enterokokken [8]. Wegen der guten Empfindlichkeit dieser beiden Erreger gegenüber Aminopenizillinen sind, wenn keine Penizillin-Überempfindlichkeit vorliegt, diese Substanzen Medikamente der ersten Wahl. Der Therapieerfolg muß sich bei ausreichender Dosierung (bei den β-Laktamantibiotika 3mal 1 g täglich, oral) bereits nach 24 h, längstens nach 48 h, einstellen. Der Harn, der durch die Entzündung der Blase zahlreiche Leukozyten

Tabelle 1. Häufigkeitsverteilung der Harnwegsinfektionserreger aus Einsendungen praktischer Ärzte und niedergelassener Fachärzte (8)

Infektionserreger	Häufigkeit
Escherichia coli	48%
Enterokokken	21%
Klebsiella	4%
Staphylokokken	6%
Proteus mirabilis	7%
Pseudomonas aeruginosa	5%
Enterobacter	2%
Proteus vulgaris	3%
Acinetobacter	1%
sonstige Keime	4%

aufweist und trüb ist, wird bei erfolgreicher Therapie wieder klar; dieser Umstand gestattet eine einfache Therapiekontrolle.

Als Substanzen mit breiterem Wirkspektrum können Gyrasehemmer erfolgreich bei der Behandlung von Harnwegsinfekten eingesetzt werden. Hat sich nach 2 Tagen kein Therapieerfolg eingestellt, sollte eine bakteriologische Untersuchung des Harns den Infektionserreger ermitteln. Die Therapie kann dann gezielt nach dem erstellten Antibiogramm erfolgen. Häufig auftretende Harnwegsinfekte bedürfen einer klinischen Abklärung. Oft ist die Ursache hierfür in einer Obstruktion der ableitenden Harnwege zu finden. Wiederkehrende Harnwegsinfekte müssen keinesfalls immer echte Rezidive sein, d. h. immer wieder durch denselben Erreger verursacht werden, sondern können auch wiederholte Neuinfektionen durch jeweils verschiedene Erreger mit unterschiedlichen Empfindlichkeiten gegenüber den Wirksubstanzen sein. Das Keimreservoir für Harnwegsinfektionen stellt die Darmflora dar. Eine geregelte Darmtätigkeit kann nach unseren Erfahrungen klinische Rezidive verhindern. Bei bestehenden Grundleiden, wie z. B. Diabetes, Prostatahypertrophie und anderen Obstruktionen, stellt man häufig auch bei Therapie (oral, i. v., i. m.) nach Antibiogramm fest, daß es nicht gelingt, eine dauerhafte Sanierung der Infektion bzw. der bakteriellen Besiedelung des Harn-

Tabelle 2. Häufigkeit der empfindlichen Harnwegsinfektionserreger aus Einsendungen praktischer Ärzte und Fachärzte (8)

	Cefalexin	Tetrazyklin	Trim.-Sulf.	Ampicillin	Norfloxacin
Escherichia coli	99%	75%	85%	75%	99%
Enterokokken	0%	21%	47%	100%	82%
Klebsiella	96%	77%	77%	4%	99%
Staphylokokken	90%	76%	77%	89%	94%
Proteus mirabilis	91%	0%	81%	76%	95%
Pseudomonas aeruginosa	0%	0%	0%	0%	67%
Enterobacter	17%	45%	67%	11%	83%
Proteus vulgaris	40%	8%	60%	15%	95%
Acinetobacter	6%	39%	30%	15%	98%

traktes zu erzielen. Dieser Umstand der erfolglosen Behandlung ist für diese Patienten wegen der damit verbundenen Gefahr des Entstehens einer Urosepsis besorgniserregend. Nach wiederholt erfolgloser Therapie kann es mit der Zeit zu einer ausgeprägten Resistenz der Erreger kommen, da die empfindlichen Keime durch die verabreichte Chemotherapeutikagabe eliminiert werden und die resistenten Keime übrig bleiben. Bei einer derartigen Keimbesiedelung, die über lange Zeit ohne dramatische Symptomatik bestehen kann, empfehlen wir keine weitere Chemotherapie, da diese nach unseren Erfahrungen erfolglos bleibt und lediglich das Auftreten von Multiresistenzen fördert. Es sollte jedoch in Abständen von 3 Wochen das Harnkeimspektrum (inklusive Resistenz) bestimmt werden. Bei auftretendem Fieber mit Verdacht auf Urosepsis ist womöglich eine Blutkultur abzunehmen und eine bakteriologische Untersuchung des Harns mit Resistenzbestimmung zu veranlassen. Unmittelbar darauf ist entsprechend dem letzten Antibiogramm eine hochdosierte i. v.-Therapie mit 2 Substanzen durchzuführen, die nach Vorliegen des neuen Antibiogramms eventuell zu ändern ist.

Das Vorkommen von Candida im Harn ohne Leukozyturie (meist bei Diabetikern) bedarf keiner Therapie, da es sich hier nicht um eine Infektion, sondern lediglich um eine Besiedelung handelt, die durch

Blasenspülungen mit Antimykotika behandelt werden kann oder oft (nach Absetzen der antibakteriellen Therapie) spontan sistiert.

3.1.2
Akute Entzündungen im Hals-Nasen-Ohren-Bereich

Akute Entzündungen im Hals-Nasen-Ohren-Bereich (Pharyngitis, Otitis, Sinusitis) werden meist von hämolysierenden Streptokokken und Pneumokokken, allein oder als Superinfektion bei viralen Infekten, verursacht. Die vorgenannten Bakterien sind einer oralen Penizillin-Therapie zugänglich; bei Vorliegen einer Penizillin-Allergie sind Makrolide einzusetzen. Erweist sich eine gegen diese vermuteten Erreger gerichtete Penizillin-Therapie nach 2 Tagen als erfolglos, so ist daran zu denken, daß diese Infektionen auch von Haemophilus influenzae verursacht sein können. Orale Aminopenizilline, Cephalosporine oder Makrolide wären hierbei wirksam. Wenn dieser Therapieversuch erfolglos bleibt, sollte eine bakteriologische Untersuchung mit Resistenzbestimmung klären, welcher Erreger die gegenständliche Infektion verursacht. In seltenen Fällen können auch Anaerobier dieses Krankheitsgeschehen bewirken. In diesen Fällen müßte Clindamycin eingesetzt werden.

3.1.3
Infekte des unteren Respirationstraktes

Infekte des unteren Respirationstraktes werden bei plötzlichem Beginn mit hohem Fieber, Benommenheit und entsprechenden physikalischen Befunden einer Lappenpneumonie meist von Pneumokokken verursacht. Auch hier wäre Penizillin das Mittel der Wahl. Bei diesem akuten Krankheitsbild ist besonders darauf zu achten, daß Penizillin in kurzen Abständen (4stündlich) in einer Dosis von je 1,5 Mio. Einheiten oral zu verabreichen ist.

Die unter dem Sammelbegriff „Bronchopneumonie" erfaßten Erkrankungen werden von verschiedenen Erregern verursacht; hier sind nicht nur Hämophilus influenzae und Staphylokokken im Therapieschema zu berücksichtigen (Verabreichung von Aminopenizillin u. U. mit Penizillinase-Hemmer). Bei erfolgloser Therapie mit diesen Substanzen ist eine Infektion mit Mykoplasmen oder Chlamydien wahrscheinlich, die den Einsatz von Doxycyclin oder von Makroliden erforderlich macht. Gyrasehemmer werden wegen ihres breiten Wirkungsspektrums bei diesen Infektionen mit Erfolg eingesetzt.

3.1.4
Infektionen der Haut

Flächenhafte Entzündungen der Haut mit Fieber sind häufig Streptokokken-Infekte, die einerseits mit dem Krankheitsbild des Scharlachs (Exanthem und Enanthem) oder aber als solitäre flächenhafte Entzündungen (Erysipel) imponieren. Auch bei diesen beiden Erkrankungen ist eine hochdosierte orale Penizillin-Therapie, wie bei der Pneumokokken-Pneumonie beschrieben, sinnvoll. Lokale Entzündungen der Haut mit Eiter, wie Furunkel oder Karbunkel, sind typische Staphylokokken-bedingte Entzündungen. Eine Lokalbehandlung steht hier im Vordergrund. Auftretendes Fieber kann ein Hinweis auf eine Streuung der Bakterien in andere Organe sein. Durch die Verabreichung von Substanzen, die entsprechend dem Antibiogramm wirksam sind, kann eine Absiedelung in andere Organe erfolgreich bekämpft werden. Staphylokokken sind die häufigsten Verursacher der Osteomyelitis.

3.1.5
Enteritiden

Fieberhafte Enteritiden durch Salmonellen können, wie wir immer wieder feststellen, zu Absiedelungen dieser Erreger in verschiedene Organe führen. Daher ist bei Auftreten von Fieber bei Salmonellosen eine antibakterielle Chemotherapie (Aminopenizilline, aber auch Gyrasehemmer sowie Trimethoprim-Sulfonamid-Präparate) angezeigt. Fieberhafte Salmonella typhi- bzw. Salmonella paratyphi-Erkrankungen müssen aus demselben Grund (und um zusätzlich das schwere Krankheitsbild zu beherrschen) immer einer oralen bzw. parenteralen Chemotherapie unterzogen werden. Salmonella typhi- und Salmonella paratyphi-Ausscheider sind meist nur über eine Cholezystektomie (da dadurch das Reservoir entfernt wird) unter Gabe von Substanzen nach Antibiogramm, die über die Galle ausgeschieden werden, zu sanieren. Die Beendigung der Ausscheidung von Salmonellen, die enteral ihr Reservoir haben, gelingt oft durch die orale Verabreichung von Lactulose (2–3 Kinderlöffel täglich) zur Umstimmung des Darmmilieus [17].

3.1.6
Meningitis

Besteht bei einem Patienten der Verdacht auf Vorliegen einer Meningitis, sollte zur Abklärung dieses Zustandes so schnell wie möglich die Einweisung in ein Krankenhaus erfolgen. Das Krankheitsbild der Meningokokken-Meningitis stellt heute noch eine große Gefahr für den Patienten dar. Das frühzeitige Auftreten des Waterhouse-Friderichsen-Syndroms ist das Zeichen einer schweren Infektion, die in kürzester Zeit lebensbedrohlich sein kann. Pneumokokken- und Haemophilus-influenzae-Meningitiden treten bei Kindern metastatisch bei bestehender Otitis bzw. Sinusitis auf; ihr Verlauf ist meist weniger dramatisch. Grundsätzlich sollte bei Vorhandensein von Nackensteifigkeit und anderen Meningitis-Zeichen keine orale Anbehandlung, sondern die sofortige Einweisung in ein Krankenhaus zur gesicherten Diagnosestellung (Lumbalpunktion) erfolgen.

Die bakteriellen Infektionen der Patienten, die plötzlich aus dem Wohlbefinden erkranken, werden erfahrungsgemäß von einem Erregerkollektiv verursacht, die noch immer wegen ihrer guten Empfindlichkeit mit den für die Oraltherapie zur Verfügung stehenden Substanzen erfolgreich bekämpft werden können.

In der Praxis muß die antibakterielle Chemotherapie meist ohne vorher erfolgten Nachweis des Infektionserregers begonnen werden. Da wir jedoch von bakteriologischen Studien das Erregerspektrum der verschiedenen Entzündungen sowie die Häufigkeiten der verursachenden Mikroorganismen kennen, ist es möglich, eine kalkulierte Wahl der Substanz für die Therapie vorzunehmen. Hat sich 2-3 Tage nach Beginn der Verabreichung kein therapeutischer Erfolg eingestellt, ist es erforderlich, die Therapie umzustellen und gleichzeitig Untersuchungsmaterial zur Keimfeststellung mit Resistenzbestimmung an ein mikrobiologisches Labor einzusenden. Wurde der Erreger isoliert und sind mehrere Substanzen in der Resistenzbestimmung als wirksam befundet, ist es sinnvoll, jene Substanz auszuwählen, die das schmalste Wirkungsspektrum aufweist. Optimal wäre es, wenn das gewählte Präparat nur gegen den die Infektion verursachenden Erreger wirksam wäre und daher keine Wachstumsbeeinflussung anderer Keime der physiologischen Flora erfolgen würde. Zum Beispiel ist Penizillin mit seinem schmalen Wirkungsspektrum aufgrund seiner hohen Wirksamkeit zur Bekämpfung von Infektionen mit hämolysierenden Streptokokken der Gruppe A, Pneumokokken und Meningkokken noch immer das Mittel der Wahl.

Ist 48 h nach Beginn einer ausreichend dosierten antibakteriellen Chemotherapie keine Besserung des Krankheitsbildes zu erkennen, dann sollte durch eine bakteriologische Untersuchung versucht werden, den Infektionserreger (inklusive Resistenzbestimmung) zu ermitteln, um auf eine gezielte Chemotherapie umstellen zu können. Die Argumentation, daß man, um eine bakteriologische Diagnostik durchführen zu können, die Antibiotika vorher einige Tage absetzen muß, hat keine plausible Grundlage. Ist der Erreger durch die Gabe der betreffenden Substanz im Wachstum gehemmt bzw. nicht mehr vorhanden, dann ist der Patient in kürzester Zeit geheilt; ein Erregernachweis ist daher hier nicht mehr möglich. Ist eine Beeinflussung des Erregerwachstums durch die gegebenen Substanzen in vivo nicht erfolgt, so ist – wie wir immer wieder beobachten – in vitro der kulturelle Nachweis problemlos möglich, auch wenn ein Chemotherapeutikum im Serum nachweisbar war. Daher ist ein Absetzen der Chemotherapie, wenn Untersuchungsmaterial (Blut, Abstriche usw.) zur bakteriologischen Untersuchung während der Therapie abgenommen wird, nicht erforderlich. Um primär den verursachenden Erreger einer Infektion zu züchten, muß die Abnahme des Untersuchungsmaterials unbedingt vor der ersten Gabe der antibakteriellen Wirksubstanz erfolgen, da bei hochsensiblen Keimen – wie z. B. hämolysierenden Streptokokken – bereits geringe Konzentrationen den Mikroorganismus so stark schädigen bzw. die Keimzahl reduzieren, daß der kulturelle Nachweis nicht mehr gelingt.

3.2
Antibakterielle Chemotherapie im Krankenhaus – Innsbrucker Chemotherapieschema schwerer Infektionen

Die im Krankenhaus zu behandelnden Infektionen unterscheiden sich von denen, die vom niedergelassenen Praktiker ärztlich zu versorgen sind, meist durch ihren schwereren Verlauf. In vielen Fällen handelt es sich um erfolglos anbehandelte Infektionen. Zusätzlich kommt es hier zu nosokomialen (im Krankenhaus erworbenen) Infektionen mit meist multiresistenten Erregern.

Zur Behandlung schwerer Infektionen ist eine parenterale Verabreichung der Substanzen erforderlich, da man dadurch einen beträchtlich höheren antibakteriellen Wirkspiegel erzielt als bei der oralen Gabe. Bei Durchsicht der Literatur über die parenterale Verabreichung antibakterieller Wirkstoffe fällt auf, daß weder in bezug auf Erreger noch in Hinblick auf die Dosierung gleichlautende Empfehlungen gegeben werden. Ziemlich einheitlich wird bei der Gabe von β-Laktam-Antibiotika die gleichzeitige Verabreichung eines Aminoglykosides empfohlen – und dies manchmal sogar gegen Erreger, die gegenüber Aminoglykosiden in vitro unempfindlich sind. Begründet wird dieses Vorgehen durch die In-vitro-Beobachtung, daß eine verstärkte Wirksamkeit des β-Laktam-Antibiotikums auftritt, wenn gleichzeitig ein Aminoglykosid auf den Keim einwirkt.

Aufgrund unserer Erfahrung kann man davon ausgehen, daß bei einem Infektionserreger, der in vitro gegenüber einer Substanz empfindlich ist, diese Substanz auch therapeutisch erfolgreich eingesetzt werden kann. Voraussetzung hierfür ist, daß die Wirksubstanz in entsprechender Konzentration an den Ort der Infektion gelangt. Zu bedenken ist, daß bei Substanzen mit kurzer Halbwertszeit, wenn sie lediglich 2mal täglich verabreicht werden, ein wirkstofffreies Intervall von manchmal mehr als 6 h zu finden ist. Weiter ist zu beachten, daß die Substanz den Infektionsort erreichen muß. Liegt z. B. eine Infektion der Gallenwege bzw. der Gallenblase vor, muß die verordnete Substanz entsprechend gallengängig sein.

Die in der Literatur gegebenen Therapieempfehlungen lassen häufig eine praxisbezogene Angabe vermissen, da Empfehlungen wie 3mal 10 Mio. Einheiten oder 3mal 5 g für den Anwender bei der Durchführung des Auftrages insofern Schwierigkeiten bereiten, als die Substanzen sowohl i. v. als auch i. m. verabreicht werden können. Weiter fehlen in den von uns durchgesehenen Therapieempfehlungen meist präzise Angaben über die Art des Lösungsmittels und der Verabreichungsmodus (z. B. als Infusion, in 100 bzw. 200 ml und die Dauer der Infusion [18,19, 20,21, 22, 23]).

3.2.1
Bakteriologische Grundlagen des Innsbrucker Chemotherapieschemas

Das Innsbrucker Chemotherapieschema beruht auf dem Bestreben, durch kurzzeitige (bis zu 7 Tage), hochdosierte, intravenöse Gabe (in 4stündigen Intervallen) von 2 abwechselnd verabreichten antibakteriellen Wirkstoffen, den vermuteten oder kultivierten Infektionserreger zu eliminieren.

Erst durch die Isolierung des Infektionserregers ist eine auf In-vitro-Befunde gestützte Chemotherapie möglich.

Bakteriologische Untersuchungsverfahren

Die Diagnostik des gezüchteten Erregers aus Blut und Liquor bietet für den Bakteriologen im allgemeinen keine diagnostischen Probleme, da der isolierte Keim fast immer in Reinkultur vorliegt.

Beträchtliche Schwierigkeiten kann jedoch die Erkennung des Infektionserregers aus einer vorhandenen bakteriellen Mischflora (z. B. bei Sputumuntersuchungen) bieten, da häufig Pneumonieerreger auch bei Gesunden als Bestandteil der physiologischen Bakterienflora nachgewiesen werden. Durch das mikroskopische Präparat, gefärbt nach Gram, und den Einsatz von Selektivplatten mit massiver Beimpfung der Nährmedien gelingt neben dem Selektionieren der Erreger auch eine Beurteilung der jeweiligen Keimquantität [24]. Selektivplatten werden für die Züchtung von Pseudomonaden, Enterobacteriaceen, Staphylokokken und Candida, aber je nach Wunsch auch für andere Keime, z. B. Legionellen, eingesetzt. Der Optochin-Test wird zum Nachweis von Pneumokokken auf der Blutplatte diagnostisch verwendet. Der bakteriologische Befund gibt Aufschluß über die Zusammensetzung der bakteriellen Flora im Sputum. Über die Notwendigkeit des Einsatzes antibakterieller Chemotherapeutika gegen die gezüchteten Keime entscheiden in erster Linie die klinischen Befunde, einschließlich der bildgebenden Verfahren. Nachgewiesene mögliche Infektionserreger im Sputum ohne klinischen Lungenbefund sind kein Grund für den therapeutischen Einsatz antibakterieller Chemotherapeutika: „Ohne klinisches Korrelat keine Chemotherapie." Diese Aussage gilt ausnahmslos für alle mikrobiologischen Befunde, wenn diese aus Bereichen mit physiologischer bakterieller Besiedelung stammen. Umgekehrt muß jedoch bei negativen kulturellen Befund und Vorliegen klinischer Erscheinungen daran gedacht werden, daß z. B. Mykoplasmen, Mykobakterien, Chlamydien und Legionellen, die mit den üblichen Methoden innerhalb von 2–3 Tagen kulturell nicht nachweisbar sind, die Ursache für dieses Geschehen sein können. Eine Umstellung der Therapie auf Tetrazykline oder Makrolide ist dann erforderlich.

Bei der bakteriologischen Diagnostik von Harnwegsinfektionen [25] wird neben der Erregerdifferenzierung auch eine Keimzahlbestimmung durchgeführt. Hierfür verwenden wir eine 10-µl-Öse, die mit Harn beschickt wird, um damit ein festes und ein flüssiges Nährmedium zu beimpfen. Außerdem wird der Chemotherapeutikagehalt im Harn durch Benetzen eines Filterpapiersternes und Auflegen auf eine mit Bacillus subtilis beimpfte Agarplatte erhoben. Dies ist das Vorgehen der bakteriologischen Diagnostik bei makroskopisch klaren und trüben Harnen. Makroskopisch trübe Harne werden zusätzlich auf Keim- und Zellgehalt unter dem Phasenkontrastmikroskop (Vergr. 1:400) untersucht. Die kulturelle Untersuchung erfolgt durch Beimpfung einer Blutplatte mit einer 10-µl-Öse. Zusätzlich werden eine Zitratplatte und Selektivplatten (Enterokokken-Agar, MacConkey) angelegt. Um gleichzeitig eine Speziesbestimmung der Infektionserreger durchzuführen, wird jeweils ein Tropfen Harn in folgende Flüssigmedien übertragen: SIM-Nährmedium, Malonat/Phenylalanin, Ornithin, Urea. Zudem wird Harn mit einem Wattetupfer auf einen Müller-Hinton oder Iso-Sensitest Agar aufgetragen und durch Auflegen der Testplättchen die Resistenzbestimmung durchgeführt. Da Harnwegsinfekte in 80% der Fälle Monoinfektionen darstellen, ist es mit dieser kurzen „bunten Reihe" möglich, bereits nach 16–18 h eine Keimdiagnose zu erhalten. Diese Methode wird seit 22 Jahren – bei bislang über 700000 Proben – angewendet. Bei 40% der Proben ist es möglich, aufgrund des mikroskopischen Befundes, der Keimbestimmung und Resistenztestung, bereits nach 18 h den Befund abzugeben. Weitere 40% der Harnproben beinhalten in unserem Untersuchungsgut weniger als 10000 Keime/ml. Zur weiteren Bearbeitung verbleiben ca. 20% wegen einer vorliegenden Mischkultur.

Die bakteriologische Untersuchung von Abstrichen bzw. Eiter erfolgt mikroskopisch durch Anlegen eines Präparates und Färbung nach Gram. Außerdem werden eine Tryptikase-Soy-Bouillon mit

0,2% Agar, eine Blutplatte, eine MacConkey Agarplatte, ein Staphylokokken Selektiv Medium und mit dem Tupfer eine Resistenzplatte (Iso-Sensitest-Agar) beimpft. Bei primärer Frage nach Anaerobiern werden Schädler-Nährmedien beimpft und anaerob bebrütet.

Das Hauptziel der von uns angewandten Methoden der bakteriologischen Diagnostik ist eine schnelle und reproduzierbare Diagnostik. Nur eine über alle Tage, inklusive Sonn- und Feiertage, funktionierende Bakteriologie gewährleistet, daß dem Kliniker die für die Bekämpfung schwerer Infektionen notwendigen mikrobiologischen Befunde innerhalb von 24–48 h zur Verfügung stehen.

3.2.2
Klinische Anwendung des Innsbrucker Chemotherapieschemas

Ausgangspunkt für die Entwicklung dieses Therapieschemas waren Infektionen schwerstverbrannter Patienten, die während ihres Aufenthaltes in der Klinik wiederholt an lebensbedrohlicher Bakteriämie oder Sepsis erkrankten [1]. Es handelte sich dabei vornehmlich um Infektionen mit Staphylokokken, Candida, Nonfermentern und Enterobacteriaceen.

Fieber kann bei Verbrennungspatienten aus verschiedenen Gründen auftreten und rechtfertigt für sich alleine nicht die Einleitung einer antibakteriellen Chemotherapie. Zwecks Abklärung der Temperaturerhöhung wurde bei diesen Patienten mit schweren Verbrennungen jeden dritten Tag eine kulturelle Untersuchung des Blutes vorgenommen und erst bei Züchtung eines Erregers eine antibakterielle Chemotherapie mit dem Ziel eingeleitet, so schnell wie möglich den Infektionserreger aus dem Blut zu eliminieren. In seltenen Fällen wurden auch zwei Erreger aus der Blutkultur isoliert. Wenn es sich um Staphylokokken und um Enterobacteriaceen oder Nonfermenter handelte und die Resistenzbestimmung ergab, daß es nicht möglich sein würde, mit einer Substanz beide Erreger im Wachstum zu hemmen, wurden – dem jeweiligen Antibiogramm folgend – zwei Substanzen alternierend im Abstand von 4 h verabreicht. Die therapeutischen Erfolge waren überzeugend und die Blutkulturen innerhalb kürzester Zeit negativ. Nach den guten Erfolgen bei Verbrennungspatienten wurden später auch bei Monoinfektionen zwei Substanzen mit kurzer Halbwertszeit, meistens β-Laktam-Antibiotika, eingesetzt. War es nach dem Antibiogrammbefund nicht möglich, ein β-Laktam-Antibiotikum aus der Penizillinreihe und eines aus der Cephalosporinreihe auszuwählen, wurden auch ein β-Laktam-Antibiotikum und ein Aminoglykosid oder Fosfomycin oder eine andere Substanz nach Antibiogramm gegeben. Die experimentellen Grundlagen für dieses Chemotherapieschema wurden durch In-vitro-Eluationsversuche geliefert [26, 27, 28]. Dabei wurden die Bakterien im flüssigen Nährmedium den antibakteriellen Wirksubstanzen in Konzentrationen, entsprechend den Blutspiegelwerten, die nach 20 min Kurzinfusion erzielt werden und dann abfallen, ausgesetzt. Durch die Verwendung einer künstlichen Niere gelang es, die fallenden Spiegel, wie in vivo im Serum, zu simulieren. Dadurch konnten wir feststellen, wie sich eine abnehmende Wirkstoffkonzentration auf die Bakterien auswirkt. Die Kombinationstherapie wurde geprüft, indem zwei Substanzen dem Nährmedium entweder gleichzeitig zugegeben wurden oder indem die Zugabe versetzt, im Abstand von 4 h, erfolgte. Durch in einstündigen Abständen durchgeführte Keimzahlbestimmungen aus dem durch die künstliche Niere fließenden beimpften Nährmedium (mit fallenden Wirkstoffkonzentrationen) stellten wir fest, daß sich die Keimzahl so lange verringerte, wie eine über dem MHK-Wert liegende Konzentration nachweisbar war. Anschließend setzte die Keimvermehrung wieder ein, je nach Erreger war die Ausgangskeimzahl nach 4–8 h wieder erreicht. Bei gleichzeitigem Zusatz von zwei antibakteriellen Wirkstoffen kommt es wie früher zum Keimabfall. Die minimale Hemmkonzentration (MHK) und minimale bakterizide Konzentration (MBK) wird in vitro durch Einwirkung der gleichbleibenden Konzentration der Wirksubstanz auf die Bakterien und Ablesung nach 18 h langer Einwirkung erhoben. Es sind dies Laborwerte, die nicht die Verhältnisse in vivo wiedergeben, wo der Wirkspiegel durch die Ausscheidung nicht gleichbleibt, sondern nach Erreichen eines Maximums kontinuierlich absinkt. Wird dem beimpften Nährmedium bei gleicher Versuchsanordnung wie früher 4 h nach Zusatz der ersten Substanz eine zweite Substanz, die auch wieder durch die künstliche Niere herausdiffundiert wird, zugegeben, sieht man, daß es dadurch gelingt, ein Wiederanwachsen des Erregers über 12 h zu verhindern. Für unser Chemotherapieschema bedeutet dies, daß es durch die versetzte Zugabe zweier verschiedener Wirksubstanzen gelingt, in vitro das Bakterienwachstum über 12 h zu blockieren.

Diese In-vitro-Ergebnisse wurden 1995 von einer neuseeländischen Forschergruppe, die die Einwirkung von Gentamicin und Ceftazidim auf Bakterien prüfte, bestätigt [29].

Um die Einwirkung der verschiedenen antibakteriellen Substanzen auf den Keim besser zu verstehen, wurden von uns zudem die Untersuchungsverfahren der Mikrokalorimetrie, der Phasenkontrastmikroskopie und der Elektronenmikroskopie angewendet. Beim Verfahren der Mikrokalorimetrie wird die Stoffwechselaktivität (Wärmeproduktion) der Bakterien bei Wachstum in Nährmedien gemessen und diese Wärmeproduktion in einer Wärme-Zeit-Kurve dargestellt. Durch den Zusatz von antibakteriellen Wirkstoffen zum Nährmedium kommt es entsprechend ihrer antibakteriellen Aktivität zu einer Veränderung der Mikrokalorimetriekurve. Unsere Untersuchungen zeigen, daß durch Zusatz eines Desinfektionsmittels zur anwachsenden Bakterienkultur die Wärmeproduktion sofort stagniert [30]. Im Gegensatz dazu zeigte der Zusatz von bakterizid wirkenden Antibiotika, daß sich das Keimwachstum verlangsamt und die Mikrokalorimetriekurve zwar beträchtlich verändert wird, jedoch eine plötzliche Blockierung des Stoffwechsels (wie bei Zusatz eines Desinfektionsmittels) nicht erfolgt [31, 32]. Gleichzeitig mit diesen Untersuchungen wurden auch phasenkontrastmikroskopische Betrachtungen dieser Bakterien durchgeführt. Diese ergaben, daß Bakterien aus der Enterobacteriaceae-Gruppe auch bei Konzentrationen noch über der minimalen MHK im Nährmedium Filamente ausbilden. Die mikrokalorimetrische Aktivität der Keime ist bei dieser über der MHK liegenden Konzentration über mehrere Stunden nachweisbar [33]. Nimmt die Hemmstoffkonzentration im Nährmedium durch die Durchleitung durch die künstliche Niere weiterhin ab, kommt es am Ende der Filamente zum Abspalten vermehrungsfähiger Keime, die dann im Nährmedium wieder normales Keimwachstum zeigen. Bei diesen In-vitro-Versuchen konnte durch mikroskopische Untersuchung der Bakterien gezeigt werden, daß durch antibakterielle Wirkstoffe geschädigte Keime, wenn der Wirkstoff im Nährmedium sich laufend verringert bzw. nicht mehr vorhanden ist, wieder übliche Morphologie zeigen. Aus diesen Untersuchungsergebnissen leitet sich die Notwendigkeit ab, sobald wie möglich nach Absinken des Serum-Wirkspiegels neuerlich einen antibakteriellen Wirkstoff zu verabreichen. Es ist daher experimentell untermauert, daß die durchgeführte Intervall-Therapie bakterieller Infektionen schneller zum Erfolg führt als Therapieschemata, bei denen die Substanzen gleichzeitig und dafür in größeren Abständen verabreicht werden. Durch die Verabreichung in größeren Abständen kann eine wirksame Antibiotikakonzentration unterschritten werden.

Eine zusammenfassende Darstellung dieses Verabreichungsmodus antibakterieller Chemotherapeutika wurde als Innsbrucker Chemotherapieschema 1989 publiziert [34]. Das Grundkonzept dieser Therapie besteht also darin, durch die versetzte Verabreichung von zwei Substanzen in hohen Dosen, im Abstand von 4 h, die Infektionserreger innerhalb kürzester Zeit in der Vermehrung zu hemmen bzw. abzutöten. Zur Diagnose und Verlaufskontrolle einer bestehenden Infektion sind Blutsenkungsgeschwindigkeit, Leukozytenzahl und Blutbildveränderungen hilfreich. Diese Parameter normalisieren sich aber auch bei erfolgreicher Therapie nur langsam. Das C-reaktive Protein (CRP) gilt, da es ein Akut-Phase-Protein ist, als Marker für eine akute Entzündung, und man kann bei erfolgreicher Chemotherapie innerhalb weniger Tage (in 48 h) ein Sinken des CRP-Wertes beobachten [35]. Diese Laboruntersuchung sollte daher während der Verabreichung der Substanzen neben der Beurteilung des klinischen Bildes (z. B. Fieberabfall) und weiterer Laborwerte (z. B. Kreatinin, Bilirubin, Thrombozytenanstieg) täglich durchgeführt werden. Ist nach 3 Tagen kein Therapieerfolg erkennbar, muß entweder das gegen den angenommenen Infektionserreger gerichtete Therapieschema geändert werden – die Infektion war in diesem Fall offensichtlich von einem Erreger verursacht, der von den verabreichten Substanzen nicht erfaßt wurde – oder am Infektionsort wurden ausreichende Wirkspiegel nicht erreicht. Ein Nichterreichen der notwendigen Wirkspiegel kann z. B. der Fall sein, wenn sehr große Flüssigkeitsmengen (z. B. 3–5 l/Tag) infundiert werden. Es sollte daher sehr frühzeitig der biologisch wirksame Substanzspiegel im Serum überprüft werden. Werden keine Wirkspiegel im Serum nachgewiesen, schafft entweder eine höhere Dosierung oder eine Einschränkung der Flüssigkeitszufuhr Abhilfe. Um den Nachweis zu führen, daß die verordneten Wirksubstanzen tatsächlich verabreicht wurden, kann man Harnspiegelbestimmungen durchführen.

Durchführung der Harnspiegelbestimmung

Ein Filterpapierblättchen bzw. eine Zacke eines Filterpapierteststernes wird mit einem Tropfen Harn beschickt und auf eine Bacillus-subtilis-Sporen-Testplatte aufgelegt. Wenn mit dem Harn antibakterielle Wirksubstanzen ausgeschieden wurden, dann bildet sich nach Bebrütung ein Hemmhof um das Filterpapierblättchen. Dieser Test ist auch dann positiv, wenn sehr große Mengen Flüssigkeit infundiert werden, da die im Harn ausgeschiedenen Konzentrationen bis über dem 100fachen der Blut- oder Gewebespiegelwerte liegen. Ist kein Hemmhof nachweisbar, so wurden dem Patienten in den letzten 12–24 h antibakterielle Chemotherapeutika nicht in wirksamer Menge verabreicht.

Durchführung der Blutspiegelbestimmung

Um festzustellen, ob therapeutisch ausreichende Konzentrationen im Serum erreicht wurden, sind Blutspiegelbestimmungen erforderlich. Mit gleicher In-vitro-Testmethode, wie zuvor beschrieben, wird geprüft, ob im Blut Chemotherapeutikaspiegel nachweisbar sind. Durch Messen des Hemmhofdurchmessers ist zudem eine semiquantitative Aussage möglich. Die Entnahme von einem Tropfen Blut (z. B. aus dem Ohrläppchen) soll einmal ca. 30 min nach Beendigung der Kurzinfusion der ersten Substanz und zum zweiten Mal unmittelbar vor der Verabreichung der zweiten Substanz erfolgen. Diese Methode kann auch zum Nachweis von Gewebespiegeln (z. B. Muskelmaterial, Wundsekret) Anwendung finden. Die Empfindlichkeit dieser Blutspiegelbestimmungsmethode läßt sich mit den im Handel erhältlichen Antibiotika-Testplättchen (Resistenzbestimmung von Bakterien) demonstrieren. Die durch die kommerziellen Testplättchen von 33 Substanzen erzeugten Hemmhöfe auf der Bacillus-subtilis-Testplatte betragen zwischen 20 und 30 mm, und somit ist davon auszugehen, daß in klinischen Proben bei Abwesenheit eines Hemmhofes keine Wirkstoffkonzentrationen vorhanden waren.

Blutspiegelbestimmung gegenüber dem gezüchteten Infektionserreger (Eigenkeim)

Eine Blutspiegelbestimmung gegenüber dem Eigenkeim ist nur möglich, wenn der Infektionserreger bereits gezüchtet wurde. Eine Blutentnahme soll einmal unmittelbar vor der neuerlichen Verabfolgung des Chemotherapeutikums erfolgen, die zweite Blutabnahme ca. 30 min nach Beendigung der Kurzinfusion. Nach Gewinnen des Serums wird dieses mit flüssigem Nährmedium in einer geometrischen Verdünnungsreihe 1:2, 1:4 und 1:8 verdünnt. Als Inokulum dient der gezüchtete Keim des Patienten in einer Konzentration von 10^4 koloniebildenden Einheiten/ml. Der nachweisbare Spiegel in der zweiten Blutprobe soll noch bei einer Serumverdünnung von 1:4 in der Lage sein, den Eigenkeim im Wachstum zu hemmen. In der Blutprobe, die unmittelbar vor Antibiotikagabe gewonnen wurde, soll in der unverdünnten Probe Hemmwirkung nachweisbar sein. Die Ablesung des Testergebnisses erfolgt zum Zeitpunkt des Anwachsens der Kontrollröhrchen (nach ca. 10 h; [34]).

Werden bei bakteriologischen Untersuchungen innerhalb von 24 h aus gleichartigem Untersuchungsmaterial divergierende Befunde erhoben, hat eine kritische Bewertung und Wiederholung der Untersuchung zu erfolgen. Die Vorstellung, daß ein Patient gleichzeitig an einer Candida-Sepsis, einer Pseudomonas-Pneumonie und zusätzlich an einer Staphylokokken-Bakteriämie leidet, ist unrealistisch. Eine klare Analyse des Krankheitsgeschehens auch mit Hilfe von bildgebenden Verfahren ist notwendig. Werden bei einem Patienten laufend Kontrollen der bakteriellen Besiedelung der Schleimhaut durchgeführt, dürfen bei unauffälligem Thoraxröntgen die vom oberen Respirationstrakt gezüchteten Keime nicht als Verpflichtung für eine Chemotherapie gewertet werden. Außerdem soll nochmals wiederholt werden, daß Bakterienisolate (von Proben aus Arealen mit physiologischer Keimbesiedelung) ohne klinisches Substrat keiner antibakteriellen Chemotherapie bedürfen. Da Fieber nicht nur die Folge einer bakteriellen Infektion ist, kann dieser Befund zwar Hinweis auf, nicht aber Beweis für das Vorliegen einer behandlungspflichtigen Infektion sein. Eine Leukozytose kann ein Hinweis für das Bestehen einer akuten Infektion sein. Normale Leukozytenwerte oder eine Leukopenie schließen aber eine bakterielle Infektion nicht aus. Das Absinken der Thrombozyten bei bestehender Sepsis auf $<60000/mm^3$ stellt einen bedrohlichen Befund dar, da dies ein Zeichen einer beginnenden Verbrauchskoagulopathie sein kann. Bei erfolgreicher Chemotherapie steigen die Thrombozytenwerte innerhalb von 1–2 Tagen wieder an. Bei Beginn der hochdosierten antibakteriellen Chemotherapie ist zu beachten, daß es bei einer foudroyant verlaufenden Sepsis durch Meningokokken, Pneumokokken oder Escherichia coli bei der Erstverabreichung von Antibiotika (vornehmlich von β-Laktam-Antibiotika) plötzlich zur Toxinfreisetzung kommen kann. Das kann zu einer akuten Verschlechterung eines oft schon bedrohlichen Zustandsbildes Anlaß geben (Blutdruckabfall, Schock). Es ist erforderlich, in diesen Fällen die Verabreichung des Wirkstoffes einschleichend zu beginnen und daher nur 1/5 der Einzeldosis langsam innerhalb 30 min zu infundieren. Während dieser Zeit ist der Patient laufend in Hinblick auf einen plötzlichen Blutdruckabfall zu überwachen. Die Gesamtdosis darf erst dann gegeben werden, wenn feststeht, daß es zu keinem Blutdruckabfall gekommen ist. Der Therapieerfolg durch Einsatz von zwei Substanzen, entsprechend dem Antibiogramm eines bakteriologischen Befundes, muß sich nach 2–3 Tagen einstellen (Sinken von CRP, langsamer Abfall der Leukozyten, Besserung der Bilirubin- und Kreatininwerte). In der Mehrzahl der Fälle normalisiert sich der CRP-Wert sehr rasch (bereits in 5–7 Tagen). Dies kann als Kriterium zum Absetzen der hochdosierten antibakteriellen Chemotherapie gewertet werden. Ein Erregernachweis mittels Blutkulturen ist unter diesem Chemotherapieschema erfahrungsgemäß bereits 24 h nach Therapiebeginn nicht mehr möglich. Eine tägliche Untersuchung des Blutes mittels Blutkulturen während der antibakteriellen Chemotherapie sollte jedoch trotzdem durchgeführt werden, um einen eventuell auftretenden Erregerwechsel zu erkennen und dadurch ein Nichtabsinken des CRP-Wertes erklärbar zu machen. Nach Absetzen der Therapie sind CRP-Kontrollen in zweitägigem Abstand erforderlich, da diese Werte bei Ansteigen eine neuerliche Infektion anzeigen. Im Anschluß an diese hochdosierte i. v.-Therapie ist eine orale Gabe von antibakteriellen Wirkstoffen nicht plausibel: Erreger, die durch die i. v.-Verabreichung der Substanzen im Wachstum nicht blockiert wurden, können durch die viel niedrigeren Wirkspiegel der oralen Verabreichung nicht beeinflußt werden. Eine orale Gabe der Substanzen im Anschluß an eine hochdosierte i. v. Therapie wird von uns daher abgelehnt.

Zusammenfassung des Innsbrucker Chemotherapieschemas

In-vitro-Versuche zeigten, daß durch die Einwirkung antibakterieller Wirksubstanzen der Infektionserreger nicht nur in seiner Vermehrung gehemmt, sondern – ab bestimmten Konzentrationen und entsprechend Einwirkungszeit – auch abgetötet wird.

Da die Ausscheidung des Chemotherapeutikums sofort nach der Applikation beginnt, bleiben hohe Wirkspiegel nur verhältnismäßig kurzzeitig erhalten. Nach 3–4 h sind sie im allgemeinen nicht mehr ausreichend für einen dauerhaften bakteriziden Effekt am Keim.

Es ist daher notwendig, daß nach 4 h abermals eine Kurzinfusion einer anderen Substanz erfolgt, so daß wiederum eine hohe Konzentration, nun des zweiten Chemotherapeutikums, auf diesen Erreger einwirkt. Durch Beibehalten dieses Verabreichungsmodus erfolgt eine andauernde Wachstumsblockierung des Erregers (ohne unwirksame Intervalle).

- Grundprinzip: schnelle Vernichtung des Infektionserregers; daher Hochdosierung der Substanzen. Infundieren als Kurzinfusion (100 ml) innerhalb 20 min. i. v.
- Substanzen mit kurzen Halbwertszeiten und geringen Plasmaeiweißbindungen sind zu bevorzugen.
- Auswahl womöglich nach vorliegendem Antibiogramm, wenn dies noch nicht möglich, nach vermutetem Infektionserreger, welcher nach Erfahrung häufig das bestehende Krankheitsbild erzeugt.
- Tägliche Überprüfung des CRP-Wertes, des Kreatinins, der Leukozyten- bzw. der Thrombozytenzahl.
- Bei bestehenden Abszessen ist gleichzeitiges chirurgisches Vorgehen unerläßlich.
- Bei erfolglosem Einsatz der antibakteriellen Wirksubstanzen ist der Wirkspiegel im Serum zu überprüfen. Bei hoher Flüssigkeitszufuhr (3–5 l) besteht Gefahr, daß ein ausreichender Wirkspiegel nicht erreicht wird. Dann entweder Erhöhen der Dosis oder Flüssigkeitsreduktion.
- Nach Abfall bzw. bei Normalisierung des CRP-Wertes Absetzen der Therapie (meist 6–7 Tage nach Beginn möglich); orale Therapie anschließend ist nicht begründbar und wird von den Autoren auch nicht durchgeführt. Wenn es nicht gelingt, den Erreger durch die Hochdosierung zu vernichten, kann dies mit den verhältnismäßig geringen Wirkspiegeln, die durch die orale Gabe der Substanzen erzielbar sind, nicht erreicht werden (s. Tabelle 3).
- Nach Absetzen der Therapie ist der CRP-Wert noch einige Tage weiter zu kontrollieren. Erfolgt ein Anstieg, ist zu klären, ob nicht ein neuerlicher Infekt eventuell durch einen anderen Erreger der Grund für dieses Geschehen ist.

3.2.3
Grundsätzliche Überlegungen zur Anwendung antibakterieller Wirkstoffe

Anamnese und vorgenommene Untersuchungen am Patienten (einschließlich erhobener Laborbefunde) bilden die Grundlage für das chemotherapeutische Vorgehen. Das Wissen um das Bakterienspektrum in den verschiedenen Körperregionen bzw. darüber, welche Erreger am häufigsten die eine oder andere Infektion hervorrufen, stellen die Grundlage für die Auswahl der Substanzen dar. Die Meinung, daß man bei Fehlen bakteriologischer Befunde am besten eine alle möglichen Erreger abdeckende antibakterielle Chemotherapie durchführt, wird häufig geäußert, entspricht aber nicht unserem Konzept. Eine antibakterielle Therapie ist nur dann wirksam, wenn sie sich gegen den, das Krankheitsgeschehen verursachenden Erreger richtet. Daher sollte versucht werden, jenen Infektionserreger, der nach der Erfahrung am häufigsten das betreffende Krankheitsgeschehen verursacht, gezielt anzugehen. Werden sofort Breitspektrum-Antibiotika eingesetzt und bleibt der Therapieerfolg versagt, so stellt sich Ratlosigkeit über das weitere Vorgehen ein. In der Folge werden dann aus Angst nicht mehr zwei, sondern drei, ja bis zu fünf Substanzen gleichzeitig, in meist willkürlicher Folge, verordnet. Ein derartiges Vorgehen hat häufig einen Dauertemperaturanstieg („Medikamentenfieber") zur Folge. In so gelagerten Fällen sollten während der vermeintlich unwirksamen Therapie täglich Blutkulturen eingesandt werden und gegebenenfalls Keimnachweise aus Sputum und anderem Untersuchungsmaterial (z. B. Katheter) versucht werden. Sind in diesen Proben Infektionserreger kulturell nicht nachweisbar und finden sich nur gering erhöhte CRP-Werte, so ist die sinnvollste Maßnahme, alle Chemotherapeutika versuchsweise über 24–48 h abzusetzen und die liegenden i. v.-Katheter zu entfernen bzw. zu wechseln. Diese beiden Maßnahmen haben nach unseren Erfahrungen oft nach 1–3 Tagen eine Normalisierung der Körpertemperatur bewirkt.

Antibakterielle Chemotherapie

Tabelle 3. Dosierung der Substanzen, welche am häufigsten angewendet wurden (Erwachsenendosis, Kurzinfusion in 100 ml i.v. in 20 min)

Substanz	Dosierung	Häufigkeit
NaPenicillin G als Monotherapie (z.B. Infektionen mit hämolysierenden Streptokokken, Pneumokokkken, Meningokokken)	5 Mio. IE	alle 4 h
NaPenicllin G	10 Mio. IE	alle 8 h
Aminopenicillin	2g	alle 8 h
Azlo-Mezlocillin	5g	alle 8 h
Piperacillin	4g	alle 8 h
Cephalosporine	2g	alle 8 h
Gentamicin, Tobramycin	120–160 mg	alle 8 h
Amikacin	500 mg	alle 8 h
Clindamycin	600–900 mg	alle 8 h
Fosfomycin	4g	alle 8 h
Vancomycin	500 mg	alle 8 h
Imipenem	1g	alle 8 h

Tritt während einer antimikrobiellen Chemotherapie trotz korrekter Dosierung und Nachweis von Wirkspiegeln im Serum innerhalb von 3–4 Tagen keine Besserung der klinischen Symptomatik und von Laborparametern ein, so ist davon auszugehen, daß die verordneten Substanzen gegenüber dem die Infektion verursachenden Erreger unwirksam sind. Die bislang erfolglos verabreichten Substanzen sind daher abzusetzen. Ein neues Therapieschema unter Berücksichtigung anderer Erreger, die die gegenständliche Infektion auch verursachen könnten, ist zu erstellen. Ein Erregernachweis ist mittels bakteriologischer Untersuchungen weiterhin zu versuchen. Es ist wichtig, daß dem Labor der Wunsch nach speziellen Erregernachweisen (z. B. Legionellen, Mykobakterien) dezidiert mitgeteilt wird, da zur Züchtung mancher Erreger spezielle Untersuchungsmethoden und Selektivnährmedien eingesetzt werden müssen.

3.2.4
Lokale antibakterielle Chemotherapie

Abgesehen von nicht überprüfbaren Berichten aus frühester Zeit, daß das Einbringen von verschimmeltem Brot in eitrige Wunden Infektionen zum Stillstand brachte, wissen wir, daß schon um 1900 die wachstumshemmende Wirkung des Pyocyanins, ein Stoffwechselprodukt von Pseudomonas aeruginosa, auf die Vermehrung von verschiedenen Keimen bekannt war. Von den sächsischen Serumwerken wurde bereits 1928 Pyocyanin in eine Salbengrundlage eingearbeitet und als pharmazeutische Spezialität zur Behandlung lokaler Infektionen in den Handel gebracht.

Die antibakterielle Wirksamkeit der Sulfonamide wurde bei frischen Verletzungen als Puder lokal zur Verhinderung, aber auch zur Behandlung bestehender Infektionen eingesetzt [36–38].

Die erste Anwendung von Penizillin, das von der Fa. Biochemie (Kundl, Tirol) erzeugt wurde, erfolgte als „Peniciplast". Dies war ein mit Penizillium beimpfter Agar auf einem Mullgewebe. Dieser beimpfte Agar, auf dem Penizillium angewachsen war und dessen Stoffwechselprodukte in den Agar diffundiert waren, wurde mittels Verbandstoff mit der nicht beimpften Seite auf die Wunde gelegt und mit Mullbinden fixiert. In kurzer Zeit sind dann die von Streptokokken und Staphylokokken verursachten Entzündungen abgeklungen.

Dieser kurze Rückblick soll zeigen, daß die lokale antibakterielle Chemotherapie keine erst jetzt entdeckte Therapieform darstellt.

Wir haben schon vor mehr als 30 Jahren die lokale Anwendung der antibakteriellen Wirkstoffe empfohlen. Sie wird an den Innsbrucker Universitätskliniken durchgeführt. Die lokale Anwendung von Desinfektionsmitteln in Wunden ist wegen der Gewebsunverträglichkeit nur in verhältnismäßig niedrigen Konzentrationen möglich. Außerdem kommt es durch Lymphe bzw. Blut schnell zu einer Verdünnung der Wirksubstanzen und daher auch bald zum Wirkungsverlust. Antibakterielle Chemotherapeutika können in die Wunde als Substanz eingebracht oder als Spülung in Konzentrationen von 1000 bis 10000 µg/ml angewendet werden. Diese Konzentration liegt im allgemeinen 100- bis 1000fach über den minimalen Hemmkonzentrationen der im Antibiogramm als empfindlich ausgewiesenen Substanzen.

Da in der plastischen Chirurgie die Operationen im allgemeinen oberflächlich, mit massivem Hautkontakt erfolgen, werden zur Verhinderung von Infektionen laufend Spülungen mit Bacitracin (250 I.E./ml) und Neomycin (5000 I.E./ml) durchgeführt. Bei schweren Eingriffen und vor allem bei solchen nach Unfällen werden Bacitracin und Neomycin als Pulver, so wie diese Substanzen als pharmazeutisches Präparat in Pulverform vor Auflösen vorliegen, vor dem Schließen der Wunde direkt eingebracht. Bei besonders gefährdeten und langdauernden Operationen erfolgt zusätzlich, je nach möglicherweise eingebrachtem Infektionserreger, die i. v.-Gabe von 2 Substanzen in 4stündlichen Abständen für 24 oder 48 h in einer Dosierung, wie im Innsbrucker Therapieschema angegeben (persönliche Mitteilung, Univ.-Prof. Dr. H. Anderl, Vorstand der Universitätsklinik für Plastische Chirurgie, Universität Innsbruck).

Die lokale Anwendung der antibakteriellen Wirksubstanzen wurde mit den pharmazeutischen Präparaten, wie sie für parenterale Verabreichungen angewandt werden, durchgeführt. Ziel dieser Lokalanwendung ist es, langdauernde, sehr hohe Gewebespiegel am Ort der Infektion zu gewährleisten.

Folgendes Vorgehen für die lokale Wirkstoffanwendung hat sich bewährt: Bei Vorliegen von Eiterherden und Abszessen ist die operative Entfernung des Herdes notwendig und eine nachfolgende Spülung mit 3%igem H_2O_2 angezeigt. In dieses gesäuberte Wundgebiet erfolgt dann die lokale Einbringung der Chemotherapeutika, wie sie in den Präparaten für die Zubereitung von Infusionen oder zur i. m.-Injektion als Trockensubstanz oder gelöst vorliegen. Durch die Sekretion bzw. Blutung löst sich die Substanz rasch auf. Eine weitere Spülung des Wundherdes soll anschließend nicht mehr erfolgen, denn dadurch würden die lokalen Konzentrationen reduziert. Die vorgenommene Drainage der Wunde ergibt auch die Möglichkeit, das abgeleitete Sekret auf Keimgehalt und Antibiotikaspiegel zu prüfen. Neben der lokalen Therapie ist die Gabe von zwei Wirksubstanzen, entsprechend dem Innsbrucker Therapieschema (4stündlich), sinnvoll, da durch den chirurgischen Eingriff der Ausräumung des Infektionsherdes eine Einschwemmung von Infektionserregern in verschiedene Organe erfolgt sein kann. Diese „vorsorgliche i. v.-Kurzzeit-Chemotherapie" sollte nicht länger als 48 h und mit laufender Kontrolle der Leukozyten und des CRP erfolgen. In Fällen, bei denen eine Körperhöhle vereitert ist, z. B. Pleuraraum, muß die lokale Anwendung durch Einbringen gelöster Substanz erfolgen, wobei 1 g in 100 ml gelöst, einer Konzentration von 10000 µg/ml entspricht und sich in der praktischen Anwendung bewährt hat.

Die lokale Anwendung antibakterieller Wirkstoffe erfolgte nicht nur im Zusammenhang mit chirurgischen Eingriffen bei bestehenden Infektionen, sondern auch bei Erstversorgungen massiv kontaminierter Verletzungen in der Unfallchirurgie. In der Kieferchirurgie werden lyophilisierte Rippenknorpel in Schrotform, getränkt mit Aminoglykosiden, Vancomycin oder Ciprofloxacin, zum Aufbau von Defekten verwendet [43]. Es wurde auch über gute Erfahrungen mit lokaler Applikation von Antibiotika in den Pleuraraum bei Patienten mit Pleura-Empyemen berichtet [44].

Worin besteht der therapeutische Unterschied zwischen lokaler Chemotherapie und Desinfektionsmittelspülung? Die zu verabreichenden Konzentrationen sind beim Desinfektionsmittel mit der Gewebeverträglichkeit limitiert. Für die Lokaltherapie von Infektionen mit gramnegativen Stäbchen sind Cephalosporine, für Bacteroides Clindamycin, bei Pseudomonaden Piperacillin, Mezlocillin oder Azlocillin geeignet. Bei Vorliegen von Streptokokken- und Staphylokokkeninfektionen wurden Penicillin G, Clindamycin sowie Cephalosporine der 1. und 2. Generation erfolgreich angewendet.

3.2.5
Operationsvorbereitung

Dekontamination des Patienten

Die Dekontamination des Patienten vor der Operation sollte den gleichen Stellenwert einnehmen wie die in ihrer Bedeutung allgemein anerkannte Dekontamination des OP-Bereiches (Desinfektion, Schleusen, Luftkeimzahl) und des OP-Personals (Händedesinfektion, Kleiderwechsel, Mundschutz, sterile Mäntel). Folgt man diesem Argument, so ist beim Patienten vor jeder geplanten Operation einerseits eine Reduktion der physiologischen Darmflora durch Laxanzien bzw. Darmspülung, andererseits am Tag der Operation eine Ganzkörperreinigung (mit Seife, unter der Dusche), eine anschließende Desinfektion der gesamten Haut (mit alkoholischen Desinfektionsmitteln) und das Anlegen eines frischen Hemdes zu fordern. Hierauf soll der Patient in einem frisch überzogenen Bett in den OP-Bereich gebracht werden.

Perioperative antibakterielle Kurzzeittherapie

Operative Eingriffe am Patienten können durch Einbringen von Keimen der patienteneigenen physiologischen Bakterienflora eine Infektion verursachen. Exogene Infektionen können direkt vom medizinischen Personal stammen oder indirekt über Instrumente eingebracht werden. Bei Operationen, bei denen die Gefahr einer Keimeinbringung besteht (z. B. Operationen am Darm, geburtshilfliche Operationen), kann durch Gabe antibakterieller Wirksubstanzen die Infektionsrate reduziert werden (s. Tabelle 4). Nach unseren Erfahrungen ist der Beginn der Kurzzeittherapie zum Zeitpunkt der Einleitung der Narkose praktikabel und sinnvoll, da dann bereits zu Beginn der Operation hohe Serum- und Gewebespiegel erreicht werden. Anstelle des Ausdrucks Chemoprophylaxe sollte treffender der Terminus Kurzzeitchemotherapie gebraucht werden, da sich diese gegen die vermutlich eingebrachten Erreger richten soll.

Die Empfehlungen für eine perioperative Kurzzeitchemotherapie sind in der Literatur uneinheitlich [39, 40, 41, 42]. Entsprechend dem

Tabelle 4. Physiologische Keimbesiedlung

Ort der Keimbesiedlung	Keimart
Haut	Staphylokokken, Corynebakterien
Urogenitalbereich	Hautkeime und Enterobacteriaceae, Enterokokken, Clostridien, Bacteroides
Nasen-, Rachenraum, Bronchialbereich und Ösophagus	Staphylokokken, Streptokokken, Pneumokokken, Haemophilus influenzae, Neisserien, Candida, anaerobe Streptokokken, Prevotella
Magen und Dünndarm	Reduktion der Keimbesiedelung auf unter 10^3 Keime/ml (Magensäure), wobei hier durch das Verschlucken des Speichels das auch im Rachenraum vorhandene Keimspektrum gefunden wird
Dickdarm	Massive Keimanreicherung, 1 g Fäzes kann bis zu 1000 Mrd. Keime enthalten. Neben Enterobacteriaceen und Enterokokken findet sich ein Überwiegen der anaeroben Flora (Bacteroides, Clostridien).

Grundprinzip unseres Chemotherapieschemas, bei dem durch hochdosierte i. v.-Kurzzeitverabreichung die Infektionserreger abgetötet werden sollen, werden auch bei der perioperativen Kurzzeitchemotherapie 2 Substanzen zeitlich versetzt verabreicht.

Für die antibakterielle Kurzzeitchemotherapie bei Operationen gehen die Überlegungen in zwei Richtungen: Wenn beim Patienten keine klinisch erkennbare Infektion vor der Operation vorliegt, hat die Auswahl der Substanzen der in der zu operierenden Region zu erwartenden Bakterienflora zu entsprechen. Bei Vorliegen einer Infektion, die erst während der Operation diagnostiziert wurde, muß sofort mit einer, auf den vermuteten Erreger ausgerichteten Chemotherapie begonnen werden. Um die Auswahl der Chemotherapeutika besser zu verstehen, wird hier nochmals in Kurzform die physiologische Keimbesiedelung der verschiedenen Körperregionen wiederholt.

Während der Operation kann es mechanisch zu einer Traumatisierung des Gewebes mit Keimeinschleppung kommen. Die Erfahrung zeigt, daß diese geringe Keimeinbringung häufig keine Folgen für den Patienten hat und primär ohne sichtbare Zeichen einer Infektion bleibt. Infekte, die binnen 3–4 Tagen nach der Operation auftreten, müssen als mit der Operation in Zusammenhang stehend angesehen werden. Es kommt immer wieder vor, daß von Chirurgen an uns die Frage gerichtet wird, welche Substanzen bei diesen oder jenen Operationen sinnvoll zur eventuellen Verhinderung einer operationsbedingten Infektion verabfolgt werden sollten. In die Praxis umgesetzt bedeutet dies – entsprechend der Region, in der operiert wird –, die dort vorhandene physiologische Flora als Verursacher einer Infektion zu bekämpfen. Wir fassen daher die Gabe von Substanzen bei Operationen nicht als Prophylaxe, sondern als eine Kurzzeitchemotherapie auf, die wegen der verhältnismäßig geringen Zahl der eingebrachten Erreger nach 24 h wieder abzusetzen ist. Der operierende Arzt soll daher jeweils nach den vorgefundenen Gegebenheiten entscheiden, ob im betreffenden Fall eine Kurzzeitchemotherapie durchzuführen ist. Durch die Kurzzeitchemotherapie sollen ja die bei der Operation eingebrachten Erreger abgetötet werden. Zudem kommt es dadurch auch zu einer Reduktion der gegenüber den verabreichten Substanzen empfindlichen Keime der physiologischen Flora. Die hier empfohlenen Substanzen wurden nach den Gesichtspunkten gewählt, die in den verschiedenen OP-Bereichen gefundenen Keime der physiologischen Flora bzw. die am häufigsten festgestellten Infektionserreger, welche bei Infektionen nach Operationen aus diesen Bereichen isoliert werden, im Wachstum zu blockieren bzw. abzutöten.

Eingriff von kurzer Dauer in keimarmen Regionen ohne vorgefundene Infektion

Hier besteht erfahrungsgemäß primär kein Bedarf an einer antibakteriellen Kurzzeitchemotherapie.

Operationen mit vermehrter Traumatisierung des Gewebes, Eingriffe über mehrere Stunden oder Eingriffe in physiologisch massiv besiedelten Bereichen

Die Auswahl der Substanzen richtet sich nach dem Ort der Operation. Zur Kurzzeitchemotherapie werden die antibakteriellen Wirkstoffe in 100 ml gelöst und als Kurzinfusion und innerhalb von 20 min verabreicht. Die erste Substanz soll mit Beginn der Operation (zum Zeitpunkt der Einleitung der Narkose), die zweite Substanz nach 6 h, wenn keine erkennbare Infektion des Operationsgebietes vorliegt, infundiert werden. Nach 24 h sollte diese, in 6stündigen Intervallen applizierte Kurzzeitchemotherapie beendet werden, da anzunehmen ist, daß bei dieser hohen Dosierung die eingebrachten Erreger eliminiert wurden.

- Operationen, bei denen wegen längerer Dauer die Einbringung von Hautkeimen häufiger vorkommen kann, z. B. Kopfoperationen, Unfallchirurgie, Orthopädie. Mit Beginn der Operation: 10 Mio. IE Penicillin G und nach 6 h 2 g Cephalosporin der 1. Generation; beide Substanzen jeweils gelöst in 100 ml als Kurzinfusion, innerhalb von 20 min, verabreicht; mit einmaliger Wiederholung.
- Operationen im Mund-, Kiefer- und Respirationsbereich. 10 Mio IE Penizillin, nach 6 h 2 g Cefoxitin (oder Clindamycin 600–900 mg); jede Substanz 2mal, innerhalb von 24 h, wie oben, verabreicht. Cefoxitin wurde wegen seines Wirkungsspektrums (auch im anaeroben Bereich!) gewählt.
- Operationen im Abdominalbereich ohne bestehende Infektion. Aminopenizillin und Clavulansäure 2,2 g und nach 6 h 2 g Cefoxitin (oder Metronidazol 500 mg oder Clindamycin 600–900 mg). Jede Substanz ist 2mal, wie oben, innerhalb von 24 h, zu verabreichen.

Operationen, bei denen eine Infektion vorliegt oder diese bereits wahrscheinlich ist

Während der Operation Entnahme einer Eiterprobe zur bakteriologischen Untersuchung. Bis zum Vorliegen des Antibiogrammes Ver-

Antibakterielle Chemotherapie

Tabelle 5. Schema zum Beginn der 4stündigen Chemotherapie (vor Vorliegen des bakteriologischen Befundes)

	Wahrscheinliche Erreger	1. Substanz	2. Substanz
Hautabszesse	Staphylokokken, Streptokoken	Penicillin G 10 Mio.	Cephalosporin der I oder II Generation 2g
Eiter (Mundbereich, Lunge, Peritoneum)	Enterobacteriacee, Streptokokken	Aminopenicillin 2 g oder Piperacillin 4 g	Cephalosporin der I oder II Generation 2g
Eiter mit intensivem foetidem Geruch (Mundbereich, Lunge, peritoneum; Verdacht auf massive Anaerobier Infektion)	Enterobacteriacee und Anaerobier	Aminopenicillin + β-Laktamasehemmer 2,2 g oder Piperacillin + β-Laktamasehemmer 4,5 g	Cefoxitin 2 g oder Metronidazol 500 mg oder Clindamycin 600–900 mg
Peritonitis mit geruchlosem Eiter	Pneumokokken	5 Mio. Penicillin alle 4 h	

abreichung der Substanzen als Kurzinfusion in 100 ml; Wechsel nicht wie früher alle 6 h, sondern im 4stündigen Intervall (s. Tabelle 5). Die hier genannten Substanzempfehlungen stellen nur einen Therapievorschlag dar. Der Anwender muß jeweils überlegen, ob die eine oder die andere Substanz für den jeweiligen Fall (eventuell Vorliegen von Allergien) die optimale Wahl darstellt.

4 Antibakterielle Wirkstoffe

Vor der Beschreibung der einzelnen Substanzen soll zu verschiedenen Parametern kurz Stellung genommen werden. Bei angegebenen Dosierungen sind Erwachsenendosen gemeint.

Einzeldosis – Anwendung in 100 ml – Kurzinfusion
Die Substanzmenge wird in 100 ml gelöst und als Kurzinfusion innerhalb 20 min i. v. infundiert. Das Lösen der Substanzen und die Auswahl des Lösungsmittels ist entsprechend den jeweiligen Angaben der Hersteller durchzuführen. Im allgemeinen erfolgt das Auflösen der Substanz im Fläschchen mit Aqua ad inj., wobei die weitere Verdünnung auf 100 ml mit physiologischer Kochsalzlösung vorzunehmen ist.

Folgende pharmazeutische Spezialitäten sind mit physiologischer Kochsalzlösung aufzulösen und dann weiter auf 100 ml zu verdünnen: Augmentin, Azactam, Biklin, Cefobid, Certomycin, Claforan, Dalacin C, Floxapen, Fosfomycin, Keflin, Kefzol, Mandokef, Moxalactam, Paraxin, Pipril, Refobacin, Rocephin, Securopen, Spizef, Standacillin, Stapenor, Tacef, Targocid, Timenten, Tobrasix, Unasyn, Vancomycin, Zienam.

Eine Vorlösung der Substanzen in Aqua ad inj. und eine weitere Verdünnung auf 100 ml, ebenfalls mit Aqua ad inj., wird empfohlen bei: Baypen, Curocef, Fortum, Mefoxitin, Penicillin G [45].

Die Substanzen werden durch folgende Begriffe charakterisiert:

- Pharmakokinetik,
- Bioverfügbarkeit,
- Plasmaproteinbindung,
- Halbwertszeit,
- Elimination,
- Hämodialyse,
- Hämofiltration,
- minimale Hemmkonzentration,
- minimale bakterizide Konzentration.

Pharmakokinetik Dieser Begriff wurde 1953 als Lehre von der quantitativen Auseinandersetzung zwischen Organismus und appliziertem Pharmakon definiert [46]. Die Pharmakokinetik beschäftigt sich mit der Resorption, der Verteilung und der Schnelligkeit der Ausscheidung der Substanz.

Bioverfügbarkeit Bioverfügbarkeit ist das Ausmaß, mit dem ein Wirkstoff aus einer galenischen Zubereitung resorbiert und dadurch biologisch verfügbar wird. Bioverfügbarkeit ist daher nur bei oral zu verabreichenden Substanzen von Bedeutung. Bei i. v.-Applikation wird die gesamte Substanzmenge direkt in den Blutkreislauf eingebracht.

Plasmaproteinbindung Es gibt viele Substanzen, die eine Plasmaproteinbindung eingehen. Der Serumspiegel von nicht an Serumproteine gebundenen Substanzen kann nur mit mikrobiologischen, nicht aber mit chemischen Methoden ermittelt werden. Der durch chemische Analyse erhaltene Wert gibt die Gesamtmenge der im Serum vorhandenen Substanz an und sagt nichts über die tatsächlich gegen den Infektionserreger wirksame Konzentration aus. Der Anteil einer verabreichten Substanz, der an Plasmaprotein gebunden ist, bleibt so lange unwirksam, wie diese Bindung besteht. Während dieser Zeit kann die Substanz weder ausgeschieden noch metabolisiert werden.

Nur der ungebundene (= freie) Anteil kann eine antibakterielle Wirkung ausüben. Durch die Ausscheidung verringert sich der nicht an Plasmaprotein gebundene Anteil, der aber laufend wieder aus dem gebundenen Anteil ersetzt wird. Da die Substanzen verschieden schnell über Nieren bzw. Leber ausgeschieden werden, benutzt man zur weiteren Charakterisierung der Wirkung den Begriff Halbwertszeit.

Halbwertszeit Darunter versteht man die Zeit, die verstreicht, bis die höchste erzielte Konzentration der Substanz im Serum auf ihren halben Wert gesunken ist.

Elimination Die Ausscheidung der antibakteriellen Wirkstoffe erfolgt bei den meisten Substanzen renal. Ganz wenige werden auch in wirksamer Form durch die Galle ausgeschieden; dies kann entsprechend der selektiven Wirksamkeit des Chemotherapeutikums auf die verschiedenen Keime eine Veränderung der qualitativen und quantitativen Zusammensetzung der Darmflora bewirken. Die Eliminationsrate der meisten Chemotherapeutika ist proportional zur vorhandenen Substanzmenge im Organismus.

Hämodialyse Die Hämodialyse, die sog. Blutwäsche mittels künstlicher Nieren, ist eine Technik, um Flüssigkeit, Elektrolyte und Stoffwechselprodukte aus dem Blut des Patienten zu eliminieren (extrakorporale Blutreinigung). Aus dem Blut werden Stoffe mit langen Plasmahalbwertszeiten, geringer Plasmaproteinbindung und niedrigem Molekulargewicht entfernt. Bei der Durchführung einer Chemotherapie ist zu beachten, daß auch verschiedene Chemotherapeutika durch Hämodialyse entfernt werden.

Hämofiltration Zum Unterschied zur Hämodialyse werden hier die gelösten Substanzen ausschließlich durch Konvektion (Filtration durch Polysulfone, Polyamide u. a.) bis zu einem Molekulargewicht von 10–20 kD erfaßt. Diese Art der extrakorporalen Blutreinigung scheint für den Kreislauf der Patienten weniger belastend zu sein als die Hämodialyse.

Minimale Hemmkonzentration (MHK) Die minimale Hemmkonzentration ist die Konzentration eines antibakteriellen Wirkstoffes, der in einem Nährmedium das Wachstum von Mikroorganismen (5×10^5 Mikroorganismen/ml) hemmt. Sie wird in µg/ml angegeben (bei Penizillin in Einheiten per ml).

Minimale bakterizide Konzentration (MBK) Der MBK-Wert gibt an, bei welchen Konzentrationen des Wirkstoffes das Inokulum des Versuchsstammes (bei gleicher Versuchsanordnung wie bei der MHK-Bestimmung) abgetötet wurde. Durch Abimpfungen aus allen MHK-Röhrchen ohne sichtbare Trübung wird geprüft, ob noch lebensfähige Populationen in einer Größenordnung von über 0,1% der Ausgangskeimzahl vorhanden sind. Die MBK-Werte liegen meist 1–2 Verdünnungsstufen über den MHK-Werten. Bei der klinischen Bewertung von MBK und MHK Werten ist zu bedenken, daß im In-vitro-Versuch eine gleichbleibende Konzentration des Wirkstoffes über 12–18 h einwirkt, bevor das Ergebnis abgelesen wird. Entsprechend der Pharmakokinetik der Substanz nehmen die In-vivo-Konzentrationen aber laufend ab, und bei manchen Substanzen sind bereits nach 4 h im Serum keine wirksamen Konzentrationen mehr nachweisbar. Nur bei Substanzen mit sehr langen Halbwertszeiten finden sich auch in vivo über längere Zeit fast gleichbleibende, aber verhältnismäßig niedrige Serumspiegel.

4.1
Penizilline

4.1.1
Penicillin G (Benzylpenizillin-Natrium (Molekulargewicht [MG] 356) und Penicillin V (Phenoxymethylpenizillin [MG 334])

Penicillin G

Penicillin G wird aus Penizilliumkulturen extrahiert. Es wirkt über eine Hemmung der Biosynthese der Zellwand. Penicillin G ist säurelabil und wird daher nur intramuskulär oder intravenös angewendet. Eine Einheit Penicillin G ist diejenige Menge des Wirkstoffes, die in der Lage ist, das Wachstum von Staphylokokken-Standardstämmen, wie SG 511 oder 209 Washington, in 50 ml Nährmedium zu hemmen; die mg-Aktivität von Penicillin G beträgt ca. 1660 IE. Die zur Bekämpfung schwerer Infektionen angewandte Einzeldosis von 10 Mio. Einheiten (oder 10 Mega IE=6 g Substanz) hemmt das Wachstum der Staphylokokken-Standardstämme in 500 m^3 Nährmedium. Nach i. v.-Kurzinfusion (innerhalb von 20 min) von 10 Mega Penicillin G gelöst in 100 ml wird ein Serumspiegel von bis zu 500 IE/ml erreicht. Penizillin wird durch Hämodialyse entfernt.

Wirkspektrum: grampositive aerobe Kokken (Streptokokken und Staphylokokken ohne β-Laktamase-Bildung), mikroaerophile Kokken (Streptococcus-milleri-Gruppe), anaerobe Kokken (Peptostreptokokken), weiters gramnegative Kokken (Meningokokken, Gonokokken), aerobe grampositive Stäbchen (Corynebakterien, Bacillus anthracis), anaerobe grampositive Stäbchen (Actinomyces, Clostridien), anaerobe gramnegative Stäbchen (Fusobacterium, Prevotella), Treponemen, Borrelien und Pasteurella multocida. Die Hemmkonzentration von Penizillin gegenüber hämolysierenden Streptokokken liegt zwischen 0,1 bis 0,03 IE/ml Nährmedium, das bedeutet, daß die biologische Aktivität des Penizillins gegenüber Streptokokken der Gruppe A die höchste von allen bis jetzt bekannten Antibiotika ist. Die minimalen Hemmkonzentrationen von Penicillin G gegenüber empfindlichen anderen grampositiven Kokken, grampositiven Stäbchen und gramnegativen Kokken schwankt zwischen 0,6 und 0,03 IE/ml Nährmedium.

Durch Penizillinasen (=Stoffwechselprodukte verschiedener Bakterien) wird die Substanz am β-Laktamring enzymatisch gespalten und dadurch unwirksam. Bei Verabreichung von Penizillin in sehr hohen Dosen reicht die vom Erreger gebildete Penizillinase mengenmäßig nicht aus, um sofort alle β-Laktamringe zu spalten. Erst wenn durch die laufende Ausscheidung die Penizillinkonzentration im Serum und Gewebe absinkt, kann die vom Keim gebildete Penizillinase das Antibiotikum ausreichend inaktivieren. Das heißt, daß eine hohe Dosis, z. B. 10 Mio. Einheiten, auch gegen β-Laktamase-bildende Staphylo kokken, die im Labor als resistent befundet werden, therapeutisch wirksam sein kann. Dies ist die Erklärung für manche vermeintliche Diskrepanz zwischen Laborbefund und klinischem Erfolg. Die Ausscheidung von Penizillin erfolgt sehr rasch, größtenteils renal. Bei Infektionen mit Keimen, die eine hohe Empfindlichkeit gegen Penizillin aufweisen (z. B. Pneumokokken und Streptokokken der Gruppe A), ist eine Monotherapie 4stündlich von 5 Mio. IE Penizillin gelöst in 100 ml Aqua ad inj., i. v. als Kurzinfusion zu empfehlen. Die dadurch erzielten Serumspiegel liegen bei 200 IE/ml und sind deshalb in der Lage, die Erreger innerhalb von 24–48 h abzutöten. Als Substanz der Wahl gilt Penizillin gegen folgende Erreger: Streptococcus pyogenes, Pneumokokken, Meningokokken.

Nicht unerwähnt bleiben soll die Gefahr einer Penizillin-Unverträglichkeit. Wenn diese Überempfindlichkeit besteht, kann es bereits unmittelbar nach der Verabreichung zu Typ-I-Allergien mit anaphylaktischen Reaktionen unterschiedlichen Schweregrades, am häufigsten als Urtikaria, Quincke-Ödem oder Bronchospasmus, aber auch zu einem Schockzustand mit allen bedrohlichen Folgen kommen. Es gibt In-vitro-Tests und verschiedene Hauttests, um eine Penizillin-Allergie festzustellen. Meist handelt es sich dabei aber nicht um echte Allergien vom Soforttyp, sondern um unspezifische B-Zellstimulationen bzw. Typ-IV-Reaktionen. Typisch dafür ist das Ampicillinexanthem, ein makulopapulöses oder makulourtikarielles Exanthem, das nach etwa 8–10 Behandlungstagen auftritt und über eine Woche oder länger persistiert. Besonders häufig tritt ein Ampicillinexanthem im Rahmen von Virusinfekten auf (z. B. in 90–100% bei Epstein-Barr-Virus), da diese eine polyklonale B-Zellstimulation mit der Ausbildung von Antikörpern gegen Penizillin auslösen können. Interessant scheint in diesem Zusammenhang darauf hinzuweisen, daß in Lehrbüchern der vorantibiotischen Ära bei Mononukleose „Masern- oder Röteln-ähnliche Exantheme", „Erytheme und Nesselausschläge" beschrieben sind [47,48]. Da praktisch alle Penizilline gemeinsame Metaboliten haben, besteht zwischen den verschiedenen Präparaten fast immer eine Kreuzallergie, in seltenen Fällen auch gegenüber Cephalosporinen. Da Penicillin G zur Behandlung schwerster Infektionen wie Meningokokken-, Pneumokokken- oder Streptokokkensepsis eingesetzt wird, sollte eine vermutete Penizillin-Allergie unbedingt so schnell wie möglich abgeklärt werden. Wir kennen eine Vielzahl von Fällen, wo der Patient initial von einer Penizillin-Allergie berichtete, diese aber nicht bestand.

Penicillin V (Phenoxymethylpenizillin)

Durch Zusatz von β-Phenoxyethanol zum Pilznährmedium gewinnt man bei der Extraktion Phenoxymethylpenizillin, als Penicillin V bezeichnet, welches wegen seiner Säurestabilität eine Oraltherapie ermöglicht. Nach oraler Verabreichung von 1 Mio. IE (=ca. 600 mg) werden im Plasma Spitzenkonzentrationen von 5 IE/ml erreicht.

Da ich die Entdeckung von Penicillin V miterlebt habe und glaube, daß diese charakteristisch für die Entwicklung antibakterieller Wirkstoffe in dieser Zeit war, soll dies kurz dargestellt werden.

Historischer Rückblick

Der Entdecker des Penicillin V, E. Brandl, hatte nach Abschluß seines Chemiestudiums 1949 in Innsbruck als Praktikant bei der Fa. Biochemie, Kundl, Tirol, ein mikrobiologisch-biochemisches Dissertationsthema bearbeitet. Nach Abschluß der Dissertation im Jahre 1951 beschäftigte er sich mit dem Zusatz chemischer Inhibitoren in den Fermenter, um die Zerstörung von Penizillin durch penizillinasebildende bakterielle Kontaminanten zu unterbinden. Er prüfte eine

Reihe von Substanzen, darunter auch β-Phenoxyethanol, von dem er wußte, daß dieses eine Wachstumshemmung auf Bakterien ausübt.

Im November 1951, unmittelbar nach seiner Promotion, führte er die ersten Versuchsreihen durch und bemerkte, daß durch Zusatz von β-Phenoxyethanol zum flüssigen beimpften Pilznährmedium bei der Extraktion eine neue Substanz entstanden war, die eine höhere mikrobiologische und jodometrische Aktivität als Penicillin G aufwies. Die weiteren Untersuchungen wurden dann gemeinsam mit Margreiter durchgeführt. Durch Zufall wurden einmal die Versuchsröhrchen am Abend nicht ausgewaschen, sondern über Nacht in einem Eprouvettengestell abgestellt (Brandl, persönliche Mitteilung). Margreiter bemerkte am nächsten Tag, daß sich in den Röhrchen mit der sauren wäßrigen Phase ein Niederschlag abgesetzt hatte. Die Vermutung lag nahe, daß es sich dabei um ein neues Penizillin handelte, welches säurestabil ist. Da diese Untersuchungen in Protokollen mit der Bezeichnung „Vertraulich!" geführt wurden, bekam dieses neue Penizillin die Bezeichnung „Penicillin V". Die Patentanmeldung erfolgte bereits im April 1952 [49,50]. Die ersten klinischen Tests führte Spitzy an der I. Medizinischen Klinik in Wien durch. [51, 52]. Trotz dieses großen Erfolges war die Freude nicht ungetrübt, da sich herausstellte, daß die Fa. Eli Lilly eine dem Penicillin V entsprechende Substanz bereits früher fermentativ hergestellt hatte. Diese patentierte Substanz war jedoch nicht die freie Säure von Penicillin V, sondern ein Salz, dessen Säurestabilität nicht erkannt wurde. Weltweit beträgt die Erzeugung von Penicillin V heute ca. 1600 t/Jahr.

Diese kurze Beschreibung sollte zeigen, wie durch aufmerksame Beobachtung und zufällig sich ergebende Informationen ein neues Therapieprinzip entdeckt wurde.

4.1.2
Isoxazolylpenizilline (sog. „Staphylokokkenpenizilline")

- Oxacillin (MG 356),
- Cloxacillin (MG 436),
- Dicloxacillin (MG 470),
- Flucloxacillin (MG 454).

Diese Substanzen wurden Anfang der 60er Jahre entwickelt. Sie werden durch die β-Laktamasen der Staphylokokken nicht zerstört. Die Wirksamkeit der Isoxazolylpenizilline ist bei den penizillinempfindlichen Staphylokokken um das 10- bis 100fache geringer als die des Penizillins. Daher sollte bei penizillinempfindlichen Staphylokokken als zweite Substanz nicht ein Isoxazolylpenizillin, sondern ein Cephalosporin der ersten oder der zweiten Generation eingesetzt werden.

4.1.3
Aminopenizilline

Aminopenizilline werden gleich wie Penicillin G und V durch Penizillinasen zerstört.

Ampicillin (MG 349)
Wirkspektrum: grampositive und gramnegative Kokken. Besser als Penizillin gegen Enterokokken wirksam. Im gramnegativen Bereich meist wirksam gegen Haemophilus influenzae, Salmonellen, Shigellen, Escherichia coli und Proteus mirabilis.

Bacampicillin (MG 465)
Bacampicillin ist ein inaktiver Ester von Ampicillin, der jedoch wegen seiner Lipophilie besser resorbiert wird und – nach Spaltung des Esters im Gastrointestinaltrakt – höhere Wirkspiegel ergibt.

Tabelle 6. Oral applizierbare Penizillinpräparate und β-Laktamaseinhibitoren

Präparate und Inhibitoren	Bioverfüg-barkeit	Plasmapro-teinbindung	Einzeldosis	Serumspiegel (Maxima)	Plasmahalb-wertszeit	Ausscheidung renal	Ausscheidung biliär
Phenoxymethyl-penicillin (Penicilin V)	50%	60%	1–1,5 Mio. IE	5 IE/ml	30 min	60–90%	ca. 5–10%
Oxacillin	30%	80–90%	0,5 g*	5 µg/ml	30 min	50%	ca. 5%
Cloxacillin	50–60%	94%	0,5 g*	4 µg/ml	30 min	30%	ca. 2–3%
Dicloxacillin	80%	97%	0,5 g*	5,8 µg/ml	30 min	50%	ca. 4%
Flucloxacillin	60%	95%	0,5 g*	8 µg/ml	45 min	70%	ca. 2%
Ampicillin	60%	20%	0,5 g*	3 µg/ml	90 min	30%	5%
Bacampicillin	90%	10–30%	800 mg	15 µg/ml	60 min	57%	2%
Amoxicillin	90%	20%	500 mg*	9 µg/ml	60 min	80%	5%
Clavulansäure	90%	20%	200 mg	5 µg/ml	60 min	80%	–

* Einzeldosis sollte bei schweren Infektionen erhöht werden

Ampicillin (MG 349)/Sulbactam (MG 233)

Um β-Laktamantibiotika auch gegen β-Laktamase-bildende Bakterien einsetzen zu können, werden gleichzeitig Substanzen, die die β-Laktamasebildung der Bakterien blockieren, verabreicht. Wegen der zum Teil unterschiedlichen Pharmakokinetik der β-Laktamaseinhibitoren und der gleichzeitig zu verabreichenden Wirksubstanz ist eine Monosubstanz, wenn ihre In-vitro-Wirksamkeit nachgewiesen wird, für die Therapie zu bevorzugen. Sulbactam blockiert bei diesem Kombinationspräparat die vom Infektionserreger gebildete β-Laktamase und ermöglicht dadurch eine Ampicillinwirkung auch bei β-Laktamase-bildenden Bakterien. Sulbactam ist ein β-Laktamase-Inhibitor, der nur eine geringe antibakterielle Eigenwirkung besitzt und derzeit als fixe Kombination mit Ampicillin im Handel ist.

Amoxicillin (MG 365)

Amoxicillin ist ein Hydroxyderivat des Ampicillins. Das Wirkungsspektrum entspricht dem von Ampicillin, wobei die Blutspiegel nach oraler Gabe mindestens doppelt so hoch sind wie die von Ampicillin. Wegen der fast vollständigen Resorption aus dem Magen-Darm-Trakt ist der Einfluß auf die Darmflora geringer als bei Ampicillin.

Amoxicillin (MG 365)/Clavulansäure (MG 237)

Clavulansäure wird aus Streptomyces clavuligerus gewonnen und ist seit 1981 in Kombination mit Amoxicillin erhältlich. Die Clavulansäure ist ein Inhibitor von β-Laktamasen verschiedener Keime (Staphylokokken, Haemophilus influenzae, Moraxella catarrhalis, Klebsiella, Proteus, Bacteroides), nicht aber der β-Laktamasen von Enterobacter, Citrobacter, Serratia, Morganella und Pseudomonas aeruginosa. Dieses Kombinationspräparat ist als oral oder i. v. applizierbares Präparat im Handel.

4.1.4
Acylaminopenizilline („Ureidopenizilline")

- Azlocillin (MG 461),
- Mezlocillin (MG 540),
- Piperacillin (MG 518).

Wirkspektrum: Pseudomonas, Proteus spp., Escherichia coli, Enterobacter, Enterokokken, einige Bacteroides-Arten. Azlo-und Mezlocillin verfügen über eine bessere In-vitro-Wirksamkeit gegenüber Enterokokken. Die wichtigste Indikation für die Ureidopenizilline stellen Pseudomonas-, Enterokokken- und einige Enterobacteriaceae-Infektionen dar. Die Substanzen dieser Gruppe werden durch bakterielle β-Laktamasen von Staphylococcus aureus und verschiedenen Enterobacteriaceen inaktiviert. Die Dosierung der Kurzinfusion wird bei Piperacillin mit 4 g in 100 ml bzw. bei Mezlocillin und Azlocillin mit 5 g/100 ml angegeben.

Piperacillin/Tazobactam

Tazobactam (MG 322) ist ebenfalls ein Inhibitor vieler β-Laktamasen und wird im Kombinationspräparat mit Piperacillin (4 g Piperacillin und 0,5 g Tazobactam) als pharmazeutische Spezialität angeboten. Einzeldosierung: 4,5 g gelöst in 100 ml Aqua ad inj. für Kurzinfusion. Die Wirkung von Piperacillin gegen Pseudomonas erfährt durch Zugabe von Tazobactam keine Verstärkung (s. Tabelle 7).

4.2
Cephalosporine

Aus Kulturen von Cephalosporium acremonium wurde 1955 von Abraham und Newton das Cephalosporin C isoliert. Chemische Modifikationen dieser Substanz führten schließlich zur Herstellung der Cephalosporine der ersten Generation. Die 7-Aminocephalosporansäure bildet das Grundskelett der Cephalosporine. Veränderungen der Seitenketten bestimmen die mikrobiologische Aktivität, die

Tabelle 7. i.v. applizierbare-Penicillinpräparate und β-Laktamaseinhibitoren

Präparate und Inhibitoren	Plasmaproteinbindung	Einzeldosis	Serumspiegel	Plasmahalbwertszeit	Ausscheidung renal	Ausscheidung biliär
Benzylpenicillin (Penicillin G)	60%	5 Mio. IE, 10 Mio. IE	bis 250 IE/ml bis 480 IE/ml	30min	90%	inaktiv
Oxacillin	80–90%	2 g	40 µg/ml	30min	50%	inaktiv
Flucloxacillin	95%	2 g	65 µg/ml	45min	50%	inaktiv
Ampicillin	20%	2 g	30 µg/ml	90min	80%	10%
Clavulansäure	20%	200 mg	15 µg/ml	60min	40%	10%
Amoxicillin	20%	2 g	40 µg/ml	60min	80%	10%
Sulbactam	40%	500 mg	7 µg/ml	90min	80%	8%
Azlocillin	30%	5 g	125 µg/ml	60min	70%	inaktiv
Mezlocillin	30%	5 g	150 µg/ml	90min	65%	inaktiv
Piperacillin	20%	4 g	140 µg/ml	60min	70%	inaktiv
Tazobactam	20%	0,5 g	24 µg/ml	60min	70%	15%

Pharmakokinetik und die toxikologischen Eigenschaften. Der Wirkungsmechanismus beruht, wie bei den Penizillinen, auf einer Hemmung der bakteriellen Zellwandsynthese. Cephalosporine zählen zu den β-Laktamantibiotika. Cephalosporine sind unwirksam gegen Enterokokken, Listerien, Legionellen, Campylobacter, methicillinresistente Staphylokokken, Chlamydien und Mykoplasmen. Die Cephalosporine haben sich in der Therapie schwerer Infektionen durch grampositive Kokken und viele gramnegative Stäbchenbakterien bestens bewährt, wobei es für den behandelnden Arzt manchmal schwierig ist, ohne vorliegende Resistenzbestimmung aus der Vielzahl der Substanzen die sinnvollste Auswahl zu treffen. Die Einteilung der Substanzen in Cephalosporine der 1., 2., 3. und 4. Generation dokumentiert vor allem den Zeitpunkt der Einführung der Substanz in die Therapie und besagt nicht, daß Substanzen der 4. Generation gegen alle Erreger besser wirksam sind. Mit Ausnahme der 4. Generation nimmt die Aktivität im grampositiven Bereich mit steigender Cephalosporin-Generation ab, die Aktivität im gramnegativen Bereich aber zu.

Cephalosporine der 1. Generation
- Cefazolin (MG 454),
- Cefalotin (MG 396).

Wirkspektrum: Staphylokokken, inklusive β-Lactamase produzierende Stämme, Escherichia coli und Klebsiella. Wegen ihrer guten Staphylokokkenwirksamkeit ist es sinnvoll, diese Substanzen als zweite Substanz nach Penizillin oder bei Penizillinasebildnern nach Oxacillin bzw. Flucloxacillin zu geben.

Cephalosporine der 2. Generation
- Cefamandol (MG 462),
- Cefotiam (MG 525),
- Cefuroxim (MG 423).

Wirkspektrum: Staphylokokken, im Vergleich zu Cephalosporinen der 1. Generation verbesserte Wirksamkeit im gramnegativen Bereich (Enterobacter, Haemophilus influenzae).

Cephalosporine der 3. Generation
- Cefotaxim (MG 456),
- Ceftazidim (MG 636),
- Cefmenoxim (MG 512),
- Cefoperazon (MG 644).

Wirkspektrum: gute Aktivität gegen gramnegative Keime, geringere Aktivität gegen grampositive Keime, Ceftazidim ist zusätzlich gegen Pseudomonas wirksam. Wirksamkeit gegen Bacteroides fragilis ist in dieser Gruppe nicht gegeben.

- Ceftriaxon (MG 555).

Durch die hohe Eiweißbindung ist (bei einer Dosierung von 1 g i. v.) nur ca. 10% freie Substanz antibakteriell wirksam. Wird die Dosierung jedoch erhöht auf 2–4 g, so steigt der nicht im Serum gebundene Anteil auf mehr als 40% an, und es erhöht sich somit die antibakterielle Wirksamkeit. Die hohe Gallenausscheidung bewirkt schon nach kurzer Zeit eine Veränderung der Zusammensetzung der Darmflora: Ceftriaxon-empfindliche Keime verschwinden [6]. Durch längere Gabe von Ceftriaxon kann es zum sog. Slugde-Phänomen (reversible Pseudocholelithiasis) kommen.

Cephalosporine der 4. Generation
- Cefpirom (MG 612),
- Cefepime (MG 480).

Diese Substanzen sind sowohl untereinander als auch mit den Cephalosporinen der 3. Generation strukturell verwandt. Ein Merkmal ist ihr sog. „Zwitterioncharakter", d. h. sie tragen je eine positive und eine negative Ladung. Das Wirkspektrum ist ähnlich dem der Cephalosporine der 3. Generation, mit einer besseren Wirkung im grampositiven Bereich und einer Wirkung auf Pseudomonas.

Orale Cephalosporine
Ältere orale Cephalosporine (Aminocephalosporine)
- Cefaclor (MG 385),
- Cefalexin (MG 347),

- Cefadroxil (MG 381),
- Cefradin (MG 349),
- Loracarbef (MG 367).

Wirksam: grampositive Kokken, Escherichia coli, Klebsiella pneumoniae, Proteus mirabilis, Moraxella catarrhalis, Haemophilus influenzae, Neisseria gonorrhoeae). *Unwirksam* gegen Enterokokken, Pseudomonaden, Serratia, Enterobacter (s. Tabelle 8).

Neuere orale Cephalosporine
- Cefuroximaxetil (MG 511),
- Cefotiamhexetil (MG 599),
- Ceftibuten (MG 410),
- Cefixim (MG 453),
- Cefpodoxim-Proxetil (MG 558).

Diese Substanzen sind stabiler gegen β-Laktamasen, und ihre Wirksamkeit entspricht ungefähr der, der 2. und 3. Generation (bessere Aktivität gegen gramnegative Stäbchen, schwächer gegen Staphylokokken; s. Tabelle 8).

Cephamycine
- Cefoxitin (MG 428),
- Cefotetan (MG 619).

Sie wurden in den frühen 70er Jahren aus Kulturen von Streptomyces spp. gewonnen und besitzen eine hohe Resistenz gegen β-Laktamasen. Streng genommen zählen sie nicht zur Gruppe der Cephalosporine.

Wirkspektrum: sog. „Anaerobier-Cephalosporine" (Bacteroides-Gruppe), gute Wirksamkeit auch auf gramnegative aerobe Stäbchen wie indolpositive Proteus-Arten, Serratia, Providencia. Cefoxitin ist unwirksam gegen Enterobacter spp. und Citrobacter freundii. Da bei Moxalactam immer wieder von einer erhöhten Blutungsbereitschaft im Vergleich zu anderen Cephalosporinen berichtet wurde, wird diese Substanz hier nicht besprochen (s. Tabelle 9).

Tabelle 8.

Orale Cephalosporine	Plasmaproteinbindung	Einzeldosis	Serumspiegel	Bioverfügbarkeit	Plasmahalbwertszeit	Ausscheidung renal
Cefradin	13%	1 g	23 µg/ml	90%	30 min	90%
Cefaclor	25–30%	1 g	23 µg/ml	90%	60 min	60%
Cefalexin	12%	1 g	32 µg/ml	95%	60 min	95%
Cefadroxil	20%	1 g	30 µg/ml	90%	90 min	85%
Loracarbef	25%	0,4 g	14 µg/ml	90%	60 min	90%
Cefuroximaxetil	40%	0,5 g	8 µg/ml	50–60%	90 min	30–40%
Cefotiamhexetil	40%	0,4 g	4,5 µg/ml	50%	60 min	30%
Cefibuten	65%	0,4 g	17 µg/ml	85%	150 min	70%
Cefixim	63%	0,4 g	3,7 µg/ml	40%	150 min	20%
Cefpodoxim-Proxetil	30%	0,2 g	2,4 µg/ml	50%	2–3 h.	30%

Tabelle 9.

Wirkstoff	Plasmaproteinbindung	Einzeldosis	Serumspiegel	Plasmahalbwertszeit	Ausscheidung renal	Ausscheidung biliär
Cefazolin I	80%	2 g	120 µg/ml	90 min	86%	inaktiv
Cefalotin I	70%	2–4 g	34–70 µg/ml	45 min	75%	inaktiv
Cefamandol II	60%	2 g	164 µg/ml	60 min	80%	inaktiv
Cefotiam II	40%	2 g	164 µg/ml	60 min	70%	inaktiv
Cefuroxim II	20%	1,5 g	120 µg/ml	90 min	95%	inaktiv
Cefotaxim III	40%	2 g	80 µg/ml	90 min	60%	inaktiv
Ceftazidim III	10%	2 g	80 µg/ml	120 min	80%	inaktiv
Cefmenoxim III	70%	2 g	80 µg/ml	60 min	80%	inaktiv
Ceftriaxon III	90%	1 g	120 µg/ml	480 min	50%	45%
Cefoperazon III	90%	2 g	120 µg/ml	120 min	25%	75%
Cefpirom IV	10%	2 g	130 µg/ml	120 min	85%	5%
Cefepime IV	17%	2 g	130 µg/ml	120 min	85%	5%
Cefoxitin (Cephamycin)	70%	2 g	140 µg/ml	60 min	90%	inaktiv
Cefotetan (Cephamycin)	90%	2 g	140 µg/ml	240 min	70%	inaktiv

4.3
Carbapeneme

4.3.1
Imipenem/Cilastatin

- Imipenem (MG 317),
- Cilastatin (MG 380).

Imipenem ist ein Amidinderivat von Thienamycin, einem von Streptomyces cattleya gebildeten β-Laktamantibiotikum. Die Wirkweise von Imipenem ist mit der von Penizillinen und Cephalosporinen vergleichbar, da es ebenso wie diese die Zellwandsynthese der Bakterien hemmt. Im Gegensatz zu diesen beiden Substanzklassen ist es gegen eine Reihe von β-Laktamasen stabil. Da ein in der Niere vorkommendes Enzym das Imipenem rasch inaktivieren würde, verabreicht man gleichzeitig die Substanz Cilastatin (spezifischer Inhibitor dieses Nierenenzyms). Bei der In-vitro-Testung findet sich öfter ein Antagonismus zwischen Imipenem und β-Laktamantibiotika. Für das Therapieschema der zeitlich versetzten Gabe ergeben sich dadurch keine Probleme. Bei einer zeitlich versetzten Gabe der einzelnen Substanzen ist die eine Substanz bereits wieder weitgehend ausgeschieden, wenn die andere infundiert wird.

Hervorzuheben ist, daß Imipenem bei Einwirkung auf gramnegative Stäbchenbakterien in vitro nicht wie die β-Laktamantibiotika Filamentbildung verursacht. Mikrokalorimetrische Studien belegten den deutlichen Einfluß von Imipenem auf die Wachstumskurven verschiedener Stämme von Enterobacteriaceen [53]. Elektronenmikroskopisch ließen sich an den behandelten Zellen „dramatische Veränderungen nachweisen; sie schwollen an, die Zellwand löste sich vom Protoplasten und zeigte große Falten, und der periplasmatische Raum war deutlich erweitert" [54].

Wirkspektrum: aerobe und anaerobe gramnegative und grampositive Keime mit Ausnahme von Stenotrophomonas (Xanthomonas) maltophilia, Burkholderia (Pseudomonas) cepacia, Chlamydien, My-

Tabelle 10.

Wirkstoff	Plasmapro-teinbindung	Einzeldosis	Serumspiegel	Plasmahalb-wertszeit	Ausscheidung renal	Ausscheidung biliär
Imipenem/Cilastin	25% 45%	500 mg	65 µg/ml	60 min 60 min	70%	–
Meropenem	2%	1 g	112 µg/ml	60 min	70%	–

Tabelle 11.

Wirkstoff	Plasmapro-teinbindung	Einzeldosis	Serumspiegel	Plasmahalb-wertszeit	Ausscheidung renal	Ausscheidung biliär
Aztreonam	55%	1–2 g	125–240 µg/ml	90 min	66%	5%

koplasmen, Legionellen, einigen Stämme von Clostridium difficile und Methicillin-resistenten Staphylokokken.

4.3.2
Meropenem (MG 437)

Meropenem ist ausreichend stabil gegen die renale Dehydropeptidase, daher ist die Zugabe eines DHP-I-Hemmers nicht erforderlich. Die Substanz ist wirksam gegen grampositive und gramnegative aerob und anaerob wachsende Keime. Gegen methicillinresistente Staphylokokken ist auch Meropenem unwirksam. Die entsprechende Dosierung beträgt 1 g alle 8 h (bis zu 3mal 2 g tgl.). Die Substanz wird üblicherweise in 100 ml isotoner NaCl-Lösung gelöst (s. Tabelle 10).

4.4
Monobactam

- Aztreonam (MG 435)

Aztreonam ist ein monozyklisches β-Laktamantibiotikum. Da es nicht an Penizillinbindeproteine von grampositiven und aeroben Bakterien bindet, sind diese Keime resistent. Wirksamkeit findet sich gegenüber Enterobacteriaceen, Yersinien und Pseudomonas aeruginosa. Resistent sind Burkholderia cepacia und Stenotrophomonas maltophilia. Wegen fehlender Kreuzallergie mit anderen β-Laktamantibiotika kann Aztreonam bei Patienten mit bestehender Überempfindlichkeit gegen Penicillin und Cephalosporinen eingesetzt werden. Lösen der Substanz in Aqua ad inj. und weiter verdünnen mit physiologischer NaCl-Lösung (s. Tabelle 11).

4.5
Aminoglykoside

- Streptomycin (MG 743),
- Gentamicin (MG 464 [40%], 450 [20%], 478 [40%]),
- Tobramycin (MG 467),
- Amikacin (MG 586),
- Netilmicin (MG 476).

Streptomycin war das erste Aminoglykosid. Es wurde wegen seiner wachstumshemmenden Wirkung auf Tuberkelbakterien als erste Substanz mit gutem Erfolg zur Therapie der Tuberkulose eingesetzt. Streptomycin hat auch eine In-vitro-Wirksamkeit gegen Staphylokokken, Brucellen, Pseudomonaden und verschiedene Enterobacteriaceen. Die später isolierten Substanzen Gentamicin, Tobramycin, Netilmicin und Amikacin sind meist gegen Staphylokkken, Enterobacteriaceen und Pseudomonas wirksam und hemmen geringfügig das Wachstum von Tuberkelbakterien. Die Aminoglykoside sind in vitro unwirksam gegen Streptokokken, Enterokokken und Anaerobier. Kurzzeitige therapeutische Erfolge einer Aminoglykosid-Behandlung bei chronischen Infektionen mit Fistelbildung und kulturellem Nachweis von Eitererregern schließen das Vorliegen einer Tuberkulose nicht aus. Im Innsbrucker Chemotherapieschema werden Aminoglykoside nicht als Verstärker der Wirkung von β-Laktamantibiotika eingesetzt, sondern als zweite Substanz (wenn eine In-vitro-Wirksamkeit vorliegt), wobei die Einzeldosis bei Gentamicin und Tobramycin mindestens 120 mg bzw. 160 mg betragen soll und bei Amikacin 500 mg. Das Präparat Gentamicin besteht aus einer Mischung von 3 Substanzen mit verschiedenen Molekulargewichten. Tobramycin, Netilmicin und Amikacin sind Einzelsubstanzen.

Die Verträglichkeit bei dreimaliger Gabe pro Tag (als Zweitsubstanz in unserem Therapieschema) ist gut, jedoch ist auf Ototoxizität und Nephrotoxizität zu achten. Grundsätzlich stellen in unserem Therapieschema die Aminoglykoside Reservesubstanzen dar, die nur in Fällen, wo andere Substanzen wegen ihrer In-vitro-Unwirksamkeit nicht eingesetzt werden können, zum Einsatz kommen. Aminoglykoside sollen hochdosiert nur nach Vorliegen eines Antibiogramms, wie früher bereits dargelegt, angewendet werden.

Wirkmechanismus: Hemmung der ribosomalen Proteinsynthese in der Bakterienzelle.

In den letzten Jahren wurde auch die tägliche Einmalgabe eines Aminoglykosides propagiert und damit begründet, daß bei erfolgter Bindung an die Ribosomen diese lange bestehen bleibt und erst langsam abnimmt, wenn die Substanz im äußeren Milieu verschwunden ist [55]. Dieser sogenannte postantibiotische Effekt dauert mehrere Stunden an [56]. Nach unserem Therapieschema sollen bei schweren Infektionen hochwirksame Substanzen (mit geringer Toxizität), die möglichst schnell wieder ausgeschieden werden, eingesetzt werden, wobei Aminoglykoside wegen der Gefahr der Oto- und Nephrotoxizität Ausweichsubstanzen darstellen (s. Tabelle 12).

4.6
Clindamycin (MG 425)

Clindamycin wird partialsynthetisch durch Einfügung eines Chloratoms in Lincomycin, das 1962 aus Kulturfiltraten von Streptomyces lincolnensis isoliert wurde, gewonnen. Es ist ein sogenanntes Lincosamidantibiotikum, das chemisch keine Verwandtschaft mit anderen Antibiotika aufweist.

Wirkmechanismus: Hemmung der bakteriellen Proteinsynthese. Wirkspektrum: grampositive Keime (Staphylokokken, auch β-Laktamasebildner, Pneumokokken, Streptokokken, Corynebakterien, Actinomyces, Bacillus anthracis, Clostridium spp., Peptostreptokokken und gramnegative Anaerobier (Bacteroides, Fusobakterium). Meningokokken und Enterokokken zeigen natürliche Resistenz.

Die Verabreichung von Clindamycin oral (Bioverfügbarkeit 75 %) ist bei der ambulanten Behandlung von Mundinfektionen durch Bacteroides oder nach Zahnextraktion, wenn ein spezifisch fötider Geruch der Zahnwurzelspitze bemerkt wird, sinnvoll, um eine entste-

Tabelle 12.

Wirkstoff	Plasma-eiweißbindung	Einzeldosis	Serumspiegel	Plasmahalb-wertszeit	Ausscheidung renal
Gentamicin	5%	120–160 mg	5–7 µg/ml	120 min	90%
Tobramycin	10%	120–160 mg	7–10 µg/ml	130 min	95%
Amikacin	5%	500 mg	20–30 µg/ml	140 min	98%
Netilmicin	15%	100 mg	3–10 µg/ml	140 min	90%

Tabelle 13.

	Plasmapro-teinbindung	Einzeldosis	Serumspiegel	Plasmahalb-wertszeit	Ausscheidung renal	Ausscheidung biliär
Clindamycin oral	84%	300 mg	6 µg/ml	3 h	10%	4%
Clindamycin i.v.	84%	600 mg 900 mg	10 µg/ml 14 µg/ml	1,5–3 h	20–40%	4%

Tabelle 14.

	Plasmapro-teinbindung	Einzeldosis	Serumspiegel	Plasmahalb-wertszeit	Ausscheidung renal
Fosfomycin	0%	4 g	170 µg/ml	120 min	90%

hende Bakteriämie durch den Eingriff zu blockieren. Daran sollte insbesondere bei Trägern von Endoprothesen gedacht werden.

Die Verabreichung von Clindamycin in unserem hochdosierten Chemotherapieschema erfolgt in einer Dosierung von 600 oder 900 mg als Kurzinfusion, als zweite Substanz (s. Tabelle 13).

4.7
Fosfomycin (MG 182)

Fosfomycin ist ein Epoxid und somit eine eigenständige Wirksubstanz. Fosfomycin greift in die Synthese der Bakterienzellwand ein, wobei der Wirkmechanismus dem der β-Laktamantibiotika ähnlich ist.

Wirkspektrum: koagulasenegative Staphylokokken und Staphylococcus aureus (inkl. β-Laktamasebildner), gramnegative Stäbchenbakterien wie Escherichia coli, Proteus mirabilis, Salmonellen und Shigellen. Morganella, Serratia, Klebsiella und Enterobacterarten sind manchmal resistent. Der Einsatz sollte möglichst nach vorliegendem Antibiogramm erfolgen.

Kurzinfusionen von 4 g in 100 ml als zweite Substanz, bei Vorliegen des Antibiogramms, haben sich zur Behandlung schwerer bakterieller Infektionen bewährt. In schweren Fällen kann die Einzeldosis auf 8 g erhöht werden. Aufgrund der guten Knochengängigkeit kommt es auch bei der Therapie der Osteomyelitis zum Einsatz. Fosfomycin ist eine Ausweichsubstanz bei Penizillinallergie. Die Einwirkung von Fosfomycin auf Enterobacteriaceen in vitro verursacht – ähnlich wie Imipenem – die Bildung von Rundformen [54] (s. Tabelle 14).

4.8
Glykopeptide

Diese Substanzen bestehen aus großen Molekülen und wirken ausschließlich auf grampositive Erreger.

4.8.1
Vancomycin (MG 1448)

Es wird aus Kulturfiltraten von Amycolatopsis orientalis gewonnen und gelangt als Hydrochlorid in den Handel. Wirkmechanismus: Hemmung des Aufbaus der Bakterienzellwand.

Wirkspektrum: Erfaßt werden grampositive Kokken, inklusive β-Laktamasebildner und methicillinresistente Staphylokokken, Enterokokken, Pneumokokken, Clostridien (auch Clostridium difficile) und Corynebakterien (C. diphtheriae, C. jeikeium). Leukonostoc und Pediococcus sp., die bei Immunkomprimierten schwere Infektionen hervorrufen können, sowie gramnegative Erreger sind resistent.

Vancomycin soll möglichst nach erfolgter Resistenzbestimmung des Erregers, vor allem gegen methicillinresistente Keime als Kurzinfusion (500 mg in 100 ml) in 8stündigen Intervallen eingesetzt werden.

Wegen der öfter beobachteten Oto- und Nephrotoxizität ist es empfehlenswert, Blutspiegelbestimmungen durchführen zu lassen. Für die Spitzenspiegel erfolgt die Blutabnahme 15–30 min nach Infusionsende. Für die Talspiegel erfolgt die Abnahme vor der nächsten Infusion. Spitzenspiegel sollen 20–40 µg/ml, Talspiegel 5–10 µg/ml betragen. Zur Darmdekontamination und bei Clostridium-difficile-Enterocolitis wird eine orale Therapie mit 250 mg, 2mal tgl. (in 12-h-Abstand), durchgeführt. Bei der oralen Gabe erfolgt fast keine Resorption ins Blut, daher ist bei systemischen Erkrankungen eine orale Therapie mit Vancomycin nicht möglich.

4.8.2
Teicoplanin (MG 1875–1891)

Teicoplanin, gewonnen aus Kulturen von Actinoplanes teichomyceticus, ist ein Komplex bestehend aus 5 Glykopeptiden, die eng mit Vancomycin verwandt sind und auch ein identes Wirkspektrum aufweisen (s. Tabelle 15).

Tabelle 15.

Wirkstoff	Plasma-eiweißbindung	Einzeldosis	Serumspiegel	Plasmahalb-wertszeit	Ausscheidung renal
Vancomycin	10–50%	500 mg	20 µg/ml	4–8 h	90%
Teicoplanin	60–90%	400 mg	43 µg/ml	bis zu 90 h	50% innerhalb von 4 Tagen

Tabelle 16. Makrolide: orale und i.v.-Präparate

	Einzeldosis	Serumspiegel	Plasmahalb-wertszeit	Plasmapro-teinbindung	Bioverfüg-barkeit	Ausscheidung renal	Ausscheidung biliär
Orale Präparate							
Erythromycin-Stearat	500 mg	3 µg/ml	120 min	65–80%	90%	10%	20–30%
Josamycin	1 g	3 µg/ml	90 min	15%	50%	10%	–
Roxithromycin	150 mg	6 µg/ml	180 min	65%	75%	40%	60%
Clarithromycin	500 mg	1,2 µg/ml	180 min	40–70%	55%	40%	60%
Dirithromycin	500 mg	0,5 µg/ml	20—50 h	20–30%	10%	2%	90%
Azithromycin	500 mg	0,5 µg/ml	3,5–48 h	18–50%	37%	10%	–
i.-v.-Präparate							
Erythromycin-Lactobionat	1 g	12 µg/ml	90 min	80%		10%	30%
Clarithromycin-Lactobionat	500 mg	4 µg/ml	90 min	40–70%	–	40%	60%

4.9
Makrolide

Diese Substanzgruppe ist eine Alternative bei Vorliegen einer Penizillinallergie wegen der guten Wirkung gegen Pneumokokken, hämolysierende Streptokokken, Staphylokokken, Bacillus anthracis, Listerien und Actinomyces israeli. Zusätzlich sind Bordetella pertussis, Legionellen, Moraxella catarrhalis, aber auch Mykoplasmen und Chlamydien gut empfindlich.

Die Pharmakokinetik der verschiedenen Makrolide ist unterschiedlich; das Wirkungsspektrum kann jedoch in dieser Gruppe als weitgehend identisch beurteilt werden. Sie wirken über eine reversible Bindung an die bakteriellen Ribosome (Hemmung der bakteriellen Proteinsynthese). Für die hochdosierte i. v.-Chemotherapie stehen nur das Erythromycin-Glukoheptonat oder das Laktobionat zur Verfügung, die als Kurzinfusion verabreicht werden (s. Tabelle 16).

Formen der Verabreichung

- Erythromycin (MG 734),
- Erythromycin-Estolat (MG 1056),
- Erythromycin-Glucoheptonat (MG 960),
- Erythromycin-Propionat (MG 789).

Erythromycin Lactobionat i. v.-Präparat, Dosierung: 3mal 1 g (alle 8 h) als Kurzinfusion.

Oralpräparate, Dosierung 4mal 500 mg, sind Ester des Erythromycin mit einer Dosierung von 250 mg/Kapsel; Dragee.

- Josamycin (MG 828): Oralpräparat; Dosierung 2mal 1 g täglich.
- Clarithromycin (MG 747): Oralpräparat; Dosierung: alle 12 h 250 mg.
- Roxithromycin (MG 837): Oralpräparat; Dosierung: alle 12 h 2mal 150 mg tgl.
- Dirithromycin (MG 835): Ein orales Langzeitmakrolid-Chemotherapeutikum; Dosierung: 1mal tgl. 2 Kapseln von 250 mg.
- Azithromycin (MG 785): Azalidantibiotikum. In-vivo-Studien zeigen, daß die hohe Konzentration von Azithromycin in Phagozyten

möglicherweise einen höheren Wirkspiegel im entzündeten Gewebe bedingt. Dosierung: 1mal tgl. 0,5 g.

4.10
Trimethoprim-Sulfamethoxazol
(ein anderer möglicher Kombinationspartner ist Sulfametrol)

- Trimethoprim (MG 290),
- Sulfamethoxazol (MG 253),
- Sulfametrol (MG 286).

Das Wirkungsspektrum der Sulfonamide ist ähnlich dem von Trimethoprim. Trimethoprim wird auch als Monotherapie bei Harn- und Atemwegsinfektionen oral eingesetzt. Trimethoprim hemmt wie die Sulfonamide die bakterielle Folsäuresynthese. Erst durch die Kombination beider Substanzen, die bakteriostatisch wirken, wird Bakterizidie erreicht. Das Mischungsverhältnis wird mit 1:5 angegeben. 80 mg Trimethoprim und 400 mg Sulfonamid, oder beim Fortepräparat 160 mg Trimethroprim und 800 mg Sulfonamid. Wegen des breiten Wirkungsspektrums haben sich diese pharmazeutischen Spezialitäten in der Praxis bewährt. Die angebotenen Infusionen mit entsprechenden 800 mg Sulfonamid und 160 mg Trimethoprim in 250 ml Infusionslösung (Applikation 2mal/Tag) werden zur Behandlung von Pneumocystis carinii-Pneumonien eingesetzt(s. Tabelle 17).

4.11
Tetrazykline

- Doxycyclin (MG 444),
- Minocyclin (MG 457).

Diese Substanzen sind miteinander verwandte Breitspektrumantibiotika mit einem Naphthacen-Ringsystem und mit identischem Wirkungsspektrum. Sie blockieren die bakterielle Proteinsynthese. Tetrazykline verfügen über ein sehr ausgedehntes Wirkspektrum

Antibakterielle Wirkstoffe

Tabelle 17.

	Bioverfügbarkeit	Plasmaspiegel	Plasmaproteinbindung	Halbwertszeit	Ausscheidung renal
Sulfametrol	100%	53 µg/ml	78%	7 h	17%
Trimethoprim	100%	1,5–4 µg/ml	45%	9–12h	70%
Sulfamethoxazol	100%	40–100 µg/ml	70%	8 h	20%

Tabelle 18.

	Plasmaproteinbindung	Einzeldosis	Serumspiegel	Serumhalbwertszeit	Bioverfügbarkeit	Ausscheidung renal	Ausscheidung biliär
Doxycyclin (MG 444)	90%						
– i.v.				–			
– oral		100 mg	3 µg/ml	95%	16h	40%	20%
Minocyclin (MG 457)	75%						
– i.v.		200 mg	3,5 µg/ml	–			
– oral		200 mg	3 µg/ml	90%	15–17h	6%	35%

gegenüber grampositiven und gramnegativen Erregern, einschließlich Vibrionen, Treponema pallidum, Borrelien, Actinomyces, Brucella, Francisella tularensis sowie Chlamydien, Mykoplasmen und Rikkettsien. Nicht unerwähnt sollte die geringe Wirkung auf Tuberkelbakterien bleiben, wodurch bei längerer Therapie die Züchtung der Tuberkelbakterien aus dem Untersuchungsgut erschwert werden kann. Minocyclin unterscheidet sich vom Doxycyclin nur durch eine geringfügig veränderte Pharmakokinetik. Doxycyclin steht als oral zu verabreichendes und als i. v.-Präparat zur Verfügung (s. Tabelle 18).

4.12
Chinolone (Gyrasehemmer)

- Enoxacin (MG 320),
- Norfloxacin (MG 319),
- Ciprofloxacin (MG 386),
- Ofloxacin (MG 361),
- Lomefloxacin (MG 388),
- Sparfloxacin (MG 392),
- Fleroxacin (MG 369).

Die als Chinolone zusammengefaßten Chemotherapeutika haben als gemeinsames Strukturmerkmal eine Ethylpyrimidonkarbonsäure-Gruppe. Die Chinolone stören die DNA-Replikation. Dieser Mechanismus würde eine bakteriostatische Wirkung gut erklären. Für den durch Chinolone beobachteten bakteriziden Effekt auf proliferierende Bakterien müssen noch andere unbekannte Mechanismen verantwortlich sein. Es stehen mehrere Substanzen zur Verfügung, über deren Pharmakokinetik und In-vitro-Aktivität berichtet wird.

Die In-vitro-Aktivität der verschiedenen Substanzen ist bei den einzelnen Keimspezies z. T. sehr unterschiedlich. Das Wirkspektrum der Chinolone betrifft vornehmlich gramnegative Bakterien und grampositive Kokken, zudem sind auch Chlamydien, Mykoplasmen, Ureaplasmen und Coxiella burnetii empfindlich. Bei Ofloxacin und

Tabelle 19.

Wirkstoff	Bioverfügbarkeit	Plasmaproteinbindung	Einzeldosis	Serumspiegel	Plasmahalbwertszeit	Ausscheidung renal
Enoxacin	85%	40%	0,2 g oral	1,2 µg/ml	4–5 h	60%
			0,4 g oral	3,0 µg/ml		
Norfloxacin	35%	14%	0,4 g oral	1,5 µg/ml	3–4 h	40%
Ciprofloxacin	75%	30%	0,25 g oral	1,4 µg/ml	3–4 h	30–50%
			0,5 g oral	2,8 µg/ml		
			0,75 g oral	3,6 µg/ml		
			0,1 g i.v.	3 µg/ml		
			0,2 g i.v.	4 µg/ml		
Ofloxacin	95%	25%	0,2 g oral	2,2 µg/ml	7 h	74%
			0,4 g oral	3,5 µg/ml		
			0,2 i.v.	5,2 µg/ml		
Lomefloxacin	90%	14–25%	0,1 g oral	1,1 µg/ml	7–8 h	70–80%
			0,4 g oral	4,7 µg/ml		
			0,8 g oral	7,5 µg/ml		
Sparfloxacin	80%	40%	0,2 g oral	1,2 µg/ml	20 h	30%
			0,4 g oral	3,1 µg/ml		
Fleroxacin	90%	23%	0,4 g oral	4,2 µg/ml	9 h	57–73%
			0,1 g i.v.	2,8 µg/ml		

Tabelle 20. In vitro Aktivität von Chinolonen: Angaben über die minimale Hemmkonzentration (MHK 90 in µg/ml) verschiedener Spezies (59). *kA* keine Angaben

	Enoxacin	Norflaxacin	Ciprofloxacin	Ofloxacin	Lomefloxacin	Sparfloxacin	Fleroxacin
Escherichia coli	0,03–2	0,01–0,5	0,01–0,2	0,02–1	0,06–1	0,03–0,1	0,03–0,1
Klebsiella	0,5–2	0,2–2	0,02–1	0,1–1	0,2–0,62	0,03–1	0,1–0,62
Campylobacter jejuni	1–32	0,2–2	0,1–0,7	0,1–2	0,1–1	0,1–0,2	0,5
Pseudomonas aeruginosa	3,1–32	2–16	0,25–8	2– >50	4– >50	1,5–8	2– >50
Pneumokokken	8–16	4– >16	0,7–6,2	1–8	4–16	0,25–1	8–16
Streptococcus pyogenes	>8	2–16	0,5–4	1–4	0,5–1,5	0,5–2	4–12
Enterokokken	8–16	4–32	0,5–4	2–6,2	1,5–3,1	0,2–1	8–16
Staphyloccus aureus	2–4	1–4	0,25–2	0,1–2	0,5–4	0,06–0,2	0,1–4
Bacteroides sp.	kA	kA	1–32	2–32	8–32	4	2–64
Mycoplasma pneumoniae	kA	kA	1–8	0,7	4–8	0,1–0,2	4
Chlamydia pneumoniae	kA	kA	1–2	1	4	kA	2

Ciprofloxacin wird auch über eine relativ gute Wirkung gegen Mykobakterien (einschließlich Mycobacterium tuberculosis) berichtet (s. Tabelle 19). Bei nicht sicherem Ausschluß des Vorliegens einer Tuberkulose sollten diese Substanzen nicht eingesetzt werden, da dadurch der mikrobiologische Nachweis der Keime erschwert oder sogar während der Behandlung unmöglich ist. Als Kontraindikationen zur Gabe dieser Substanzgruppe werden Schwangerschaft, Laktationsperiode, Epilepsie und die Verabreichung im Kindes- und Adoleszentenalter angegeben. Wegen der guten Wirksamkeit, aber des nicht identischen Wirkspektrums, sollte der Befund der mikrobiologischen Resistenzbestimmung für den Einsatz dieser Substanzen bei schweren Infektionen die Grundlage für die Auswahl sein. Zur empirischen Therapie bei neutropenischen Patienten wird nicht eine alleinige parenterale Gabe von Gyrasehemmern, sondern die Kombination mit β-Laktamantibiotika empfohlen [58].

4.13
Rifampicin (MG 823)

Rifampicin ist ein semisynthetisches Derivat von Rifamycin B, das von Streptomyces mediterranei gebildet wird. Rifampicin hat eine ausgeprägte Wirkung durch Hemmung der RNS-Polymerase auf grampositive Erreger (Staphylokokken, Streptokokken, Enterokokken), Haemophilus influenzae, Bacteroides, Legionellen, Neisserien und Tuberkelbakterien. Wegen rascher Resistenzentwicklung bei alleiniger Gabe von Rifampicin ist sein Gebrauchswert im klinischen Alltag eingeschränkt (s. Tabelle 21).

Tabelle 21.

	Bioverfügbarkeit	Plasmaproteinbindung	Einzeldosis	Serumspiegel	Plasmahalbwertszeit	Ausscheidung renal	Ausscheidung biliär
Rifampicin	90%	75–80%	0,6g oral 0,6g i.v.	6–12µg/ml 7–13µg/ml	3 h	30%	40%

Tabelle 22.

	Bioverfügbarkeit	Plasmaproteinbindung	Einzeldosis	Serumspiegel	Plasmahalbwertszeit	Ausscheidung renal	Ausscheidung biliär
Fusidinsäure	80%	90%	0,5g oral 0,5g i.v.	30µg/ml 50µg/ml	9–10 h	unter 1% 20–30%	– –

Tabelle 23.

	Bioverfügbarkeit	Plasmaproteinbindung	Einzeldosis	Serumspiegel	Plasmahalbwertszeit	Ausscheidung renal	Ausscheidung biliär
Metronidazol	80%	15%	250mg oral 500mg i.v.	6µg/ml 13–15µg/ml	8 h 5–16 h	60–80%	10%

4.14
Fusidinsäure (MG 516)

Fusidinsäure wurde 1962 aus einem Stamm von Fusidium coccineum isoliert. Durch die Hemmung der Proteinsynthese übt diese Substanz eine vorwiegend bakteriostatische Wirkung auf Staphylokokken (inkl. penizillinasebildende und oxacillinresistente Keime), Clostridien und Corynebakterien aus. Streptokokken und Pneumokokken sind nur schwach empfindlich, gramnegative Keime gelten als resistent (s. Tabelle 22).

4.15
Metronidazol (MG 171)

Metronidazol ist ein Nitroimidazol-Antibiotikum, das 1960 in die Therapie eingeführt wurde. Die antibakterielle Wirkung betrifft obligat anaerob wachsende Keime (Bacteroides, Fusobacterium, Clostridien, anaerobe Kokken, Gardnerella vaginalis). Nicht unerwähnt soll die Wirkung auf Protozoen, wie Trichomonas vaginalis, Entamoeba histolytica und Giardia lamblia bleiben (s. Tabelle 23).

5 Klinische Mikrobiologie

5.1
Grampositive Kokken

5.1.1
Staphylokokken

Staphylokokken sind Haufenkokken, die sich in der Färbung nach Gram (Pathologe in Kopenhagen) blau färben und deshalb als „grampositiv" bezeichnet werden. Penizilline sind im allgemeinen gegen grampositive Erreger wirksam. Daher kommt der Gramfärbung bei der Auswahl der Substanzen für eine Therapie Bedeutung zu. Staphylokokken, die Plasma koagulieren (Pathogenitätsfaktor), lassen sich von Staphylokokkenstämmen, welche diese Fähigkeit nicht haben, unterscheiden. Staphylokokken kommen ubiquitär auf Haut und Schleimhäuten vor. Diese Standorte bedürfen daher in der Medizin, insbesondere in der Chirurgie, einer besonderen Beachtung. Um präoperativ Keime von der Haut zu entfernen, ist es sinnvoll, vor der Desinfektion die Haut mit Seife und Wasser unter der Dusche zu reinigen. Damit erzielt man eine beträchtliche Keimreduktion und erhöht so die Wirkung des Desinfektionsmittels. Staphylokokkeninfektionen imponieren meist als umschriebene, lokale Entzündung mit sich rasch entwickelnder Eiterbildung (Furunkel, Karbunkel). Wenn über längere Zeit von einem Herd Erreger in die Blutbahn gelangen, kann es zur Absiedelung dieser Keime in verschiedene Organe des Körpers kommen. Am häufigsten erfolgt diese im Knochenmark, jedoch können Staphylokokkenabszesse auch in Leber, Milz, Niere, Lunge, ZNS und anderen Organen solitär auftreten. Je länger die Einschwemmung der Keime fortbesteht, umso größer ist die Möglichkeit des Auftretens multipler Abszesse gegeben.

Fallbeispiel
Bei einem Patienten traten im Laufe von 6 Monaten immer wieder subfebrile Temperaturen mit Gelenk- und Gliederschmerzen auf. Antirheumatika sollten den Zustand verbessern. Später beobachtete man einen Hautausschlag, der als allergische Reaktion in Folge der Einnahme der Antirheumatika gedeutet wurde. Erst das Auftreten von Schüttelfrost nach mehreren Monaten der Erkrankung mit 40°C Fieber und einige Eiterpusteln auf der Haut begründeten den Verdacht einer bakteriellen Infektion. Im Eiter und in der Blutkultur wurde Staphylococcus aureus nachgewiesen. Einen Tag nach Beginn der Chemotherapie verstarb der Patient. Bei der Obduktion wurden in allen Organen multiple Staphylokokkenabszesse festgestellt.

Dieses Fallbeispiel sollte ein Hinweis sein, bei Patienten mit subfebrilen Temperaturen die bakterielle Genese immer im Auge zu behalten, auch wenn die klinische Symptomatik über lange Zeit vom Patienten nicht als gefährlich und daher auch nicht als besonders behandlungswürdig eingestuft wird.

Bei Vorliegen eines Furunkels oder Karbunkels ist die Lokalbehandlung der erste Schritt. Die Verabreichung von Chemotherapeutika scheint hierbei nur dann sinnvoll, wenn die lokale Entzündung mit Fieber einhergeht, was zur Annahme berechtigt, daß Keime in die Blutbahn eingeschwemmt werden und eine Absiedelung im Gewebe möglich ist. Die bei schulärztlichen Untersuchungen manchmal festzustellenden Verkürzungen von Röhrenknochen sind häufig auf abgeheilte Osteomyelitiden zurückzuführen. Nicht jede Osteomyelitis im Kindesalter imponiert als schwere Krankheit. Daher sollte bei einer länger bestehenden Staphylokokkeneiterung mit erhöhter Temperatur daran gedacht werden, eine antibiotische Therapie zu verabreichen, um eventuelle Absiedelungen der Keime zu bekämpfen. Da es sich hier um oberflächliche Eiterungen handelt, bei denen es unschwer gelingt, Material zur Untersuchung zu gewinnen, sollte die Therapie nach Antibiogramm erfolgen. Als Substanzen kommen Penicillin V und Oxacilline, bei Vorliegen von Allergien Makrolidantibiotika oder Fosfomycin in Frage. Verursachte die Staphylokokkeninfektion eine Sepsis (hohe CRP-Werte, Leukozytose und Fieber), wird die Gabe von zwei Substanzen i. v. empfohlen. Handelt es sich um penizillinempfindliche Staphylokokken, so sollten 10 Mio. Einheiten Penizillin gelöst in loo ml aqua dest als Kurzinfusion und nach 4 h 2 g Cefazolin oder 2 g Cefamandol gelöst in 100 ml Aqua ad inj., ebenfalls als Kurzinfusion, im Wechsel mit Penizillin verabreicht werden. Mit dieser abwechselnden Gabe von zwei Substanzen erreicht man sehr hohe Gewebs- und Blutspiegel. Die Wirkung muß spätestens in 3 Tagen durch Absinken des CRP und des Fiebers erkennbar sein. Außerdem soll sich die Leukozytenzahl rückläufig entwickeln. Bis zum Abfall des CRP auf 1 mg/dl bzw. darunter, was nach ungefähr 5–7 Tagen zu erwarten ist, sollte diese hochdosierte Gabe durchgeführt werden. Eine Fortsetzung der Therapie durch orale Applikation ist insofern nicht angezeigt, als die dadurch erreichbaren Spiegel beträchtlich niedriger sind als die durch i. v.-Applikation erzielten. Um jedoch festzustellen, ob der Infektionsherd durch diese Therapie auf Dauer saniert wurde, sollten weiterhin CRP und Leukozytenzahl alle 8–14 Tage über einen Zeitraum von zwei Monaten kontrolliert werden. Kommt es zu einem neuerlichen Anstieg der Entzündungsparameter, muß unverzüglich wieder eine hochdosierte Chemotherapie, eventuell mit anderen Substanzen (z. B. Fosfomycin 4 g, Clindamycin 600–900 mg alle 4 h i. v. mit Kontrolle des CRP), erfolgen. Eine bakteriologische Untersuchung sollte klären, ob ein Keimwechsel stattgefunden hat und dies die Ursache für die vermeintlich erfolglose Chemotherapie war. Gleiches Vorgehen, wie früher zur Behandlung der Sepsis beschrieben, empfiehlt sich auch bei florider Osteomyelitis, eventuell in Kombination mit einer chirurgischen Intervention. Bei operativem Vorgehen ist die Lokalapplikation der Substanz in die ausgeräumte osteomyelitische Abszeßhöhle eine sinnvolle Ergänzung zur i. v.-Therapie. Durch diese lokale Applikation werden über lange Zeit Spiegel erzielt, die beträchtlich über den Werten liegen, die bei i. v.-Applikation zu erzielen sind.

Bei Vorliegen eines Hirnabszesses kommt es vor, daß der Liquor keine Zellvermehrung aufweist. Dieser Liquorbefund spricht daher nicht gegen einen Staphylokokkenabszeß, der durch bildgebende Verfahren heute unschwer diagnostiziert werden kann.

Koagulasenegative Staphylokokken kommen physiologisch auf der Haut vor. Sie sind häufig auch Verursacher von Venenkatheterinfektionen. Gegen Isoxazolylpenizilline und Cephalosporine resistente Staphylokokken werden, im Hinblick auf das erste „Staphylokokkenpenizillin" als Methicillin-resistente Staphylokokken bezeichnet.

5.1.2
Streptokokken

In flüssigem Nährmedium wachsen Streptokokken in charakteristischer Kettenform. Durch die Prüfung ihrer Fermentationseigenschaften und ihrer Antigenzusammensetzung wird die Differenzierung vorgenommen. Innerhalb einer Spezies (z. B. hämolysierende Streptokokken der Gruppe A) können verschiedene Serotypen unterschieden werden. Dies ist von Interesse, da z. B. bei Erkrankungen durch A-Streptokokken die Immunisierung nicht gegen alle A-Streptokokkenstämme, sondern nur gegen den, die Erkrankung hervorrufenden Serotyp erfolgt.

Streptokokken der Gruppe A (Streptococcus pyogenes)

Bestimmte Stämme können das Krankheitsbild Scharlach (Exanthem, Enanthem) verursachen. Bei einer Infektion mit Streptokokken der Gruppe A werden Antikörper gegen Streptolysine gebildet, die im Serum des Patienten nachgewiesen werden können. Für die Laboruntersuchung des Antistreptolysintiters wird Streptolysin O, welches aus Bakterienkulturen gewonnen wird, mit dem Serum des Patienten zusammengebracht. Man ist dadurch in der Lage festzustellen, bis zu welcher Serumverdünnung das zugesetzte Streptolysin inaktiviert wird (Titerbestimmung) und somit nach Zusatz von Erythrozyten die Hämolyse ausbleibt. Die Streptokokkenstämme der Gruppe A werden bereits durch geringste Konzentrationen von Penicillin G (0,03–0,05 IE/ml) im Wachstum gehemmt. Streptokokken der Gruppe A verursachen Scharlach, Erysipel und Phlegmonen, die zum Teil mit hohem Fieber einhergehen. Die wirksamste Therapie bei Erkrankungen durch Streptokokken der Gruppe A ist die Verabreichung von Penizillin. Liegt ein schweres Krankheitsbild vor, so sollte Penicillin G in Dosen von 5 Mio. Einheiten in 100 ml Aqua ad inj. gelöst alle 4 h als Kurzinfusion verabreicht werden. In weniger dramatischen Fällen ist eine Oraltherapie von 1–1,5 Mio. Einheiten Penicillin V alle 3–4 h sinnvoll. Mit dieser hohen Dosierung gelingt es in kurzer Zeit, das Krankheitsbild zu bessern und nach 2–3 Tagen Fieberfreiheit zu erzielen. Wird Penizillin nicht vertragen, so sind Makrolidantibiotika, wie z. B. das Erythromycin oder Josamycin, in einer Dosis von 500 mg bzw. 750 mg, alle 6 h, oral zu verabreichen. Bei Vorliegen einer hochfieberhaften Streptokokken-A-Erkrankung mit Einschwemmung der Keime in die Blutbahn wird manchmal eine Besiedelung der Herzklappen beobachtet. Streptokokkenerkrankungen galten in der vorantibiotischen Ära als äußerst gefährlich, und viele Patienten starben innerhalb von 4–6 Tagen.

Streptokokken der Gruppe B (Streptococcus agalactiae)

Diese zerstören ebenfalls die Erythrozyten im Nährmedium und werden daher auch zu den hämolysierenden Streptokokken gezählt. Bei Rindern sind diese B-Streptokokken die Erreger des Gelben Galt (Eutererkrankung). Beim Menschen verursachen sie öfter Bakteriämien in den ersten Tagen nach der Geburt. Eine symptomlose Besiedelung der Vagina bei Schwangeren wird beobachtet. Die B-Streptokokken-Meningitis im Neugeborenenalter tritt meist nach einer verzögerten Geburt auf. Diese Säuglingsmeningitis kann im Anfangsstadium übersehen werden, da die Symptome gleich nach der Geburt unauffälliger sind als in späteren Lebensabschnitten. Geringe Trinkfreudigkeit, geringfügige Temperaturerhöhung sind öfter die einzigen Zeichen einer beginnenden Meningitis. Die B-Streptokokken-Meningitis ist eine eitrige Meningitis.

Enterokokken (Enterococcus faecalis, Enterococcus faecium)

Enterokokken gehören zur physiologischen Darmflora des Menschen (10^2–10^5 Keime/g Fäzes). Sie werden häufig als Erreger von Harnwegsinfekten gefunden, können aber auch septische Zustandsbilder und Endokarditis verursachen. Harnwegsinfektionen sind in ca. 10–15% der Fälle durch Enterokokken bedingt. Die Therapie dieser Enterokokken-Harnwegsinfektion ist mit Aminopenizillinen (täglich 3malige Verabreichung von je 1 g) möglich. Bei Vorliegen einer Enterokokkenendokarditis wären Piperacillin 4 g oder Aminopenizilline 2 g und als zweite Substanz Fosfomycin 4 g (diese Substanzen jeweils gelöst in 100 ml, als Kurzinfusion), abwechselnd alle 4 h, eine sinnvolle Therapie.

Pneumokokken (Streptococcus pneumoniae)

Es sind dies grampositive Diplokokken, die in flüssigen Medien in Kettenform wachsen und daher zu den Kettenkokken gezählt werden. Pneumokokken sind die Verursacher der Lobärpneumonie. Sie können Verursacher von Otitis, Sinusitis, Meningitis und in seltenen Fällen auch einer von einem Herd ausgehenden Peritonitis sein [61]. Eine Appendizitis kann auch durch Pneumokokken verursacht werden, wie wir bei bakteriologischen Untersuchungen von exstirpierten Appendizes immer wieder festgestellt haben. Nach vorangegangenem Schädel-Hirn-Trauma kommt es nicht selten zu Pneumokokkenmeningitiden. Daher sollte bei Vorliegen einer Pneumokokkenmeningitis kontrolliert werden, ob nicht im HNO-Bereich ein entsprechender Herd (Sinusitis, Otitis) nachweisbar ist oder aber sich eine Liquorfistel findet. Gelegentlich findet sich bei schweren Verläufen von Pneumokokkenmeningitiden nur ein „seidig-getrübter" Liquor (bei gänzlichem Fehlen von Leukozyten und ausschließlichem Vorhandensein von Pneumokokken). Diese Form wird als Status bazillosus bezeichnet.

Eine Pneumokokkenpneumonie beginnt plötzlich mit Schüttelfrost, hohem Fieber und Befall eines Lungenlappens. Eine sehr ähnliche Symptomatik, mit Verschattung eines Lungenlappens, aber ohne Fieber, eventuell mit Bewußtlosigkeit (v. a. im mittleren Lebensabschnitt), begründet die Verdachtsdiagnose Lungenembolie. Für den Chirurgen, der bei Vorliegen einer Pneumokokkenperitonitis das Abdomen eröffnet, ist imponierend, daß der vorgefundene Eiter im Peritoneum praktisch geruchlos ist und nicht, wie erwartet, fötiden Geruchscharakter aufweist, wie es der Fall ist, wenn die Peritonitis durch Keime der Darmflora, wie Escherichia coli oder Bacteroides, verursacht wurde. Durch eine mikroskopische Untersuchung des Eiters sind die Pneumokokken unschwer festzustellen. Als sofortige Therapiemaßnahme sollten 5 Mio. Einheiten Penicillin G, gelöst in 100 ml Aqua dest., in 4stündlichem Intervall, als Kurzinfusion verabreicht werden. Hervorzuheben ist, daß Aminoglykoside, die häufig bei Enterobacteriaceenperitonitiden erfolgreich gegeben werden, gegenüber Pneumokokken unwirksam sind. Bei Pneumokokkensinusitis und -otitis ist neben einer eventuellen chirurgischen Intervention eine Oraltherapie mit Penicillin V, 1 g oder 1,5 g alle 4 h, erfolgreich. In seltenen Fällen sind Pneumokokken auch Erreger einer eitrigen Konjunktivitis, wobei hier die Lokaltherapie mit Penizillin 10000 Einheiten pro ml durch Eintropfen (mindestens stündlich) in die Konjunktiva schnelle Heilung bewirkt.

Streptokokken der Viridansgruppe

Diese Keime sind der Mund- und Darmflora (Streptococcus salivarius, Streptococcus sanguis, Streptococcus mitis) zugehörig. Die Bezeichnung „viridans" bezieht sich auf den Abbau des Hämoglobins auf der Blutagarplatte. Diese Erreger können Bakteriämien, oft mit Endokardbeteiligung, verursachen. In den letzten Jahren wurde zunehmend die Bedeutung einer weiteren Gruppe von Streptokokken, der sogenannten Streptococcus milleri-Gruppe, erkannt. Keime dieser heterogenen Gruppe werden metastatisch als Erreger von Leberabszessen, Hirnabszessen, Sinusitiden und eitrigen Pleuraergüssen gefunden.

5.2
Gramnegative Kokken

Neisseria meningitidis

Es sind dies gramnegative Kokken, die physiologisch, also auch bei Gesunden, im Nasen-Rachen-Raum vorkommen können. Sie können Tonsillitis, Sinusitis, aber auch Otitis, selten Pneumonien verursachen. Die Meningokokkensepsis bzw. Meningokokkenmeningitis geht nach wie vor mit einer hohen Letalität einher, wenn Diagnose und Behandlung nicht rasch erfolgen. Die Meningokokkensepsis beginnt plötzlich mit hohem Fieber, entweder mit oder ohne meningeale Beteiligung. Der Liquor ist bei der Meningokokkenmeningitis schon im Anfangsstadium wegen der hohen Zellvermehrung trüb. Gramnegative Diplokokken, extra- und intrazellulär (in den Leukozyten) liegend, sind fast immer zu sehen. Bei Abnahme von Blut gelingt es häufig, die Erreger daraus zu züchten. Die Meningokokkensepsis als primäres Krankheitsbild imponiert ebenfalls als schwere Erkrankung mit plötzlichem Beginn und hohem Fieber, jedoch kann man öfter bereits im Anfangsstadium innerhalb von Stunden rasch zunehmende Hautblutungen als Ausdruck der Toxinschädigung der Kapillaren beobachten. Die verursachte Verbrauchskoagulopathie mit allen ihren Auswirkungen kann rasch eine vitale Bedrohung darstellen. Im Anfangsstadium der Meningokokkensepsis ist oft die neurologische Symptomatik noch nicht vorhanden, da manchmal die Keime aus dem Blut erst sekundär in den Liquorraum einwandern. Daher kann man hier bei der Punktion noch einen klaren Liquor mit Leukozytenzahlen zwischen 100–300/3 Zellen vorfinden.

Zusammenfassend muß man feststellen, daß man im Anfangsstadium der Meningokokkenerkrankung zwei verschiedene Formen finden kann. Bei Beginn der Chemotherapie ist darauf zu achten, daß die erste Antibiotikaverabreichung einschleichend mit geringer Dosierung erfolgen muß, um nicht bei der ersten Gabe hoher Dosen, die letztendlich zur erfolgreichen Behandlung zweifellos notwendig ist, einen Endotoxinschock durch plötzliche Schädigung der Zellwand der Keime mit Freisetzung von Endotoxin auszulösen.

5.3
Grampositive Stäbchenbakterien

5.3.1
Listerien

Sie sind im Tierreich weit verbreitet und kommen daher auch in Nahrungsmitteln (Milchprodukte, Fleischprodukte) vor. Listerien verursachen Bakteriämien und Meningitiden. Weiters können sie, wenn sie in der Schwangerschaft zu Erkrankungen der Mutter führen, eine Schädigung der Frucht hervorrufen. Erfolgt die Erkrankung der Mutter knapp vor der Geburt des Kindes, können die Listerien diaplazentar direkt auf den Fetus übertragen werden. Nach der Geburt manifestiert sich das Krankheitsgeschehen sodann als Sepsis mit eventueller Meningitis. Die Listeriose beim Erwachsenen manifestiert sich vor allem als Septikämie mit Meningitis. Die mikroskopische Untersuchung des Liquors kann hier entscheidend zur raschen Diagnosestellung beitragen. Aminopenizilline 2 g und Penicillin G 10 Mio. IE, in 4stündigem Intervall, i. v., als Kurzinfusion, sind erfolgreiche Therapieschemata.

5.3.2
Corynebacterium diphtheriae

Die durch diese Bakterien verursachte Entzündung des Nasen-Rachen-Raumes geht mit Bildung von Fibrinmembranen einher. Mischinfektionen mit hämolytischen Streptokokken, aber auch mit Staphylokokken werden beobachtet. Diphtheriebakterien, die Diphtherie verursachen, sind Toxinbildner; oft entspricht das bestehende schwere Krankheitsgefühl nicht dem vorliegenden klinischen Lokalbefund. Bei einer ausgeprägten Rachen- und Kehlkopfdiphtherie mit Membranen ist eine Beeinträchtigung der Atmung möglich. Das Diphtherietoxin schädigt den Herzmuskel und verursacht Nebennierenblutungen. Prophylaktische Impfungen und ein, gleich zu Beginn der Erkrankung gegebenes antitoxisches Serum helfen, diese Schäden möglichst gering zu halten. Die Gaumensegelparese war früher eine häufig zu beobachtende Komplikation. Durch Penizillingabe wird das Wachstum der Erreger beträchtlich reduziert und somit auch die Toxinbildung vermindert. Die Diphtherie war bis 1960 keine seltene Krankheit. Diphtherieerkrankungen sind heute bei uns eine Rarität, wobei nicht ausgeschlossen werden kann, daß eine Einschleppung der Keime von Gebieten außerhalb unseres geographischen Raumes erfolgt. Die Diphtherieschutzimpfung wird mit einem durch Formaldehyd inaktivierten Diphtherietoxin durchgeführt. Dadurch werden Antikörper gegen das Toxin gebildet, und der Makroorganismus ist in der Lage, die entstehenden Toxine bei einer Erkrankung durch das von ihm gebildete Antitoxin zu neutralisieren. Diese Impfung stellt auch heute noch eine Notwendigkeit dar, da durch Auslandsreisen Kontakte mit Diphtherieerregern und darauf folgende Erkrankungen möglich sind. Die Erkrankung kann durch die irreversible Toxinschädigung des Herzmuskels lebensbedrohlich sein. Durch die Verabreichung von Penizillin oder Erythromycin wird das Wachstum der Diphtheriebakterien und dadurch auch die Toxinbildung gehemmt.

5.3.3
Andere Corynebakterien

In jüngster Zeit beobachtete man Infektionen mit septischen Zustandsbildern durch Corynebakterium jeikeium bei immunsupprimierten Patienten. Diese Keime wurden früher unter der Bezeichnung Corynebakterien der Gruppe JK geführt. Die Erreger zeichnen sich durch eine hohe Resistenz gegenüber den verschiedensten Substanzen aus, sind aber meist gegen Vancomycin empfindlich.

5.3.4
Milzbrandbazillen

Sie sind grampositive aerobe Sporenbildner, die über das erkrankte Tier bzw. über Tierprodukte (z. B. kontaminierte Felle) den Menschen gefährden. Eine strenge Überwachung bzw. sofortige Entsorgung von an Milzbrand verendeten Tieren, z. B. tiefes Vergraben der Tiere auf der Weide, schützt vor einer Verbreitung der Erreger. In Mitteleuropa sind autochtone Milzbranderkrankungen nur noch dort anzutreffen, wo sich freilebende Tiere in der Natur mit Milzbrandbazillen infizieren und verenden. Die Milzbrandsporen sind sehr resistent gegen Umwelteinflüsse, und stellen daher sehr lange für Weidetiere eine Infektionsgefahr dar. Der übliche Infektionsweg bei Nutztieren erfolgt über Gras bzw. Heu durch akzidentielle Aufnahme von Milzbrandsporen. Die häufigste Manifestation beim Menschen ist der Hautmilzbrand (Milzbrandkarbunkel). Darm- bzw. Lungenmilzbrand werden beobachtet, wenn die Erreger oral bzw. über die Atemwege aufgenommen werden. Milzbrand ist heute bei uns eine sehr seltene Erkrankung, Penicillin G wäre das Mittel der Wahl.

5.4
Gramnegative Stäbchenbakterien

5.4.1
Enterobacteriaceen

In die Gruppe der Enterobacteriaceen werden unter anderem Escherichia coli, Klebsiella, Proteus, Morganella, Enterobacter, Serratia, Hafnia, Salmonella und Shigella eingeordnet. Die verschiedenen Bakterienspezien werden in ihrer krankmachenden Wirkung unterschiedlich beurteilt. Es ist erwiesen, daß es nicht nur vom Keim, sondern auch sehr vom Makroorganismus abhängt, ob es im gegebenen Fall zu einer Infektion mit Erkrankung kommt oder nicht. Manche Enterobacteriaceen können im Darminhalt normalerweise gefunden werden, wobei ihnen eine physiologische Bedeutung zukommt. Neben der Beteiligung an Verdauungsprozessen ist die Resorption von Bakterienantigenen ein laufender Immunstimulus, der unverzichtbar zur Entwicklung der körpereigenen Abwehrmechanismen ist. Was hier für die Gruppe der Enterobacteriaceen in bezug auf Immunisierung dargelegt wurde, gilt für alle anderen im Darm vorkommenden Keime (quantitativ den größten Teil der Darmflora macht die Anaerobierflora aus).

Eschericha coli

E. coli ist ein gramnegatives Stäbchen, dessen Hauptreservoir sich im Darm von Mensch und Tier befindet. Es ist praktisch bei jedem Menschen zu finden und unter bestimmten Umständen der Verursacher endogener Infektionen. Bei Verletzungen des Darms oder bei perforierter Appendix kommt E. coli zusammen mit anderen Keimen in den Peritonealraum und verursacht dort Entzündungen. E. coli ist bei Harnwegsinfektionen in über 40% der Fälle der Infektionserreger. Die Einwanderung der Keime aus dem Darm in die Blutbahn kann eine Bakteriämie mit Fieber verursachen. Bei der Urosepsis findet sich als Ausgangsherd meist ein Nierenabszeß. Zur erfolgreichen klinischen Beherrschung sind eine sofortige Entleerung des Eiterherdes und eine hochdosierte Chemotherapie erforderlich. Nicht unerwähnt bleiben sollte, daß eine E. coli-Sepsis auch häufig zu einer Verbrauchskoagulopathie führt, wobei Thrombozytenzahlen unter 60000 ein Alarmzeichen darstellen. Als antibakterielle Chemotherapie bei angenommener E. coli-Sepsis sind ein Cephalosporin in der Dosierung von 2 g, in 100 ml gelöst, 8stündlich, und als zweite Substanz 2 g Aminopenizillin oder 4–5 g eines Ureidopenicillins, gelöst in 100 ml Aqua dest., als Kurzinfusion, zeitversetzt um 4 h zum Cephalosporin, zu verabreichen.

Plötzlich auftretende Harnwegsinfektionen durch E.coli ohne Vorliegen von Mißbildungen sind mit 3mal (8 h-Abstände) täglich 1 g Aminopenizillin oral über 2–3 Tage rasch erfolgreich zu behandeln. E. coli kann auch in der Vagina vorkommen, so daß dadurch bei protrahiertem Geburtsverlauf eine Infektion des Neugeborenen möglich ist und das neugeborene Kind an einer E. coli-Bakteriämie mit Meningitis in den ersten Lebenstagen erkrankt. Die Symptomatik ist in diesen Fällen meist nicht spektakulär. Geringer Temperaturanstieg und ein allgemeiner Verfall können der alleinige Hinweis auf eine vorliegende E. coli-Sepsis sein. Es ist nach langdauernden Geburten sinnvoll, täglich beim Säugling Blutkulturen abzunehmen, wobei manchmal bereits vor Vorliegen einer klaren klinischen Symptomatik der ursächliche Erreger für dieses Krankheitsgeschehen gezüchtet wird und das gleichzeitig erstellte Antibiogramm es ermöglicht, sehr frühzeitig eine gezielte Therapie einzuleiten.

Klebsiellen

Klebsiellen finden sich als Erreger von Eiterungen, aber auch von Harnwegsinfekten. Eine Besonderheit ist die Klebsiellenpneumonie (bei Abwehrgeschwächten, z. B. Alkoholiker, Diabetiker, COPD-Patienten), die eine sofortige antibakterielle Therapie erfordert (2 Substanzen i. v. im Abstand von jeweils 4 h). Die Diagnose Klebsiellenpneumonie kann nur über einen kulturellen Nachweis erfolgen, da kein klinisches Substrat diesen Erreger als verursachenden Keim erkennbar macht. Es sollte daher so rasch wie möglich ein bakteriologischer Befund die Grundlage für eine gezielte Chemotherapie darstellen. Bei vermuteter Klebsiellenpneumonie (=vor Keimnachweis) wäre Cefotaxim, 2 g in loo ml Aqua ad inj., als Kurzinfusion und nach 4 h Amikacin 500 mg, gelöst in 100 ml Aqua ad inj., eine sinnvolle Therapiemöglichkeit.

Die Klebsiellenpneumonie wird manchmal als so gefährlich beurteilt, daß man selbst vor Lungenlappenresektionen nicht zurückschreckt. Dies scheint uns eine übertriebene Maßnahme, da verschiedene Substanzen (Cephalosporine, Aminoglykoside, Carbapeneme) nach eigenen Erfahrungen erfolgreich eingesetzt werden könnten. Die kulturelle Untersuchung (Sputum, Bronchiallavage) muß daher bei massiven Lungeninfiltraten die Klärung des ursächlichen Erregers bringen.

Salmonellen

Salmonellen werden entsprechend ihrem charakteristischen Fermentationsmuster als dem Genus Salmonella zugehörig bestimmt, und die Antigenstruktur (Körper- und Geißel-Antigene) stellt die Grundlage für ihre serologische Einteilung dar [62]. Die Bedeutung der Salmonellen als Krankheitserreger und Verursacher von Epidemien war schon um die Jahrhundertwende bekannt. Die Gruppeneinteilung (A, B, C, D usw.) erfolgt durch die Bestimmung ihrer O-Antigene. Innerhalb einer Gruppe erfolgt durch die Bestimmung der Geißelantigene eine Serovarzuordnung. Innerhalb eines Serotyps wiederum kann durch eine Phagentypisierung eine weitere Unterteilung durchgeführt werden.

Die Erkrankung durch Salmonella typhi, einer bei uns nur noch selten auftretenden Infektion, entwickelt sich nach ca. 3wöchiger Inkubationszeit mit Fieberanstieg und meist mit einer Septikämie, wobei Roseolen (kleine petechiale Blutungen, aus denen man den Erreger züchten kann) auftreten können. Die Keimisolierung kann bereits am Anfang der Erkrankung aus Blut und Urin erfolgen, ihr Nachweis im Stuhl gelingt meist erst später. Durch die Gabe von Antibiotika, wobei sich hier die Aminopenizilline besonders bewährt haben, ist es möglich, das septische Stadium in kurzer Zeit zu unterbrechen. Da Typhusbakterien durch Antibiotika schnell zerstört werden, kann es mit Beginn einer hochdosierten Therapie zu einer verstärkten Endotoxinämie kommen. Dies kann zu einer plötzlichen Verschlechterung, ja sogar zum Tod des Patienten führen. Salmonella typhi verursacht während des weiteren Krankheitsverlaufs Darmgeschwüre, wenn es nicht frühzeitig gelingt, die Bakterien zu eliminieren. Die Erreger können sich, ohne Symptome zu verursachen, in der Gallenblase ansiedeln, wobei dies häufiger bei Steinträgern vorkommt. Die Keimausscheidung, die mehrere Wochen, aber auch Jahre betragen kann, ist das Reservoir für weitere Ansteckungen. Nur der Mensch ist Salmonella typhi-Bakterienausscheider. Gelingt es, die Ausscheider zu sanieren, kommt es zu keinen Typhuserkrankungen mehr. Im Bundesland Tirol gibt es schon seit Jahren keine Typhusbakterienausscheider. Es wurden auch keine Erkrankungen von Einheimischen, die sich ausschließlich in Tirol aufhielten, festgestellt. Die bei uns diagnostizierten Typhusfälle traten ausschließlich bei Rückkehrern von Fernreisen (Südamerika, Asien, Afrika) auf. Es ist nachgewiesen, daß bereits wenige Salmonella typhi-Keime (z. B. mit Flußwasser aufgenommen) zur Erkrankung führen können. Komplikationen von Salmonella typhi-Erkrankungen sind Osteomyelitiden, aber auch Infektionen anderer Organe (z. B. Endokard). Bei Salmonella typhi- und Salmonella paratyphi–Ausscheidern kann es sinnvoll sein, durch Legen einer Duodenalsonde Gallensaft zur Untersuchung auf Salmonellen zu gewinnen und nachzuweisen, daß diese Keime in der Gallenblase vorkommen. Die Salmonella paratyphi-Erkrankungen (Salmonella paratyphi A, B, C) können ebenfalls unter dem oben beschriebenen Bild verlaufen, jedoch ist es hier häufiger der Fall, daß die enteritische Verlaufsform der Salmonellose im Vordergrund steht.

Alle Salmonelleninfektionen, die nicht von Salmonella typhi oder Salmonella paratyphi verursacht sind, gelten als enteritische Form der Salmonellosen. Die Verabreichung von Chemotherapeutika ist bei diesen Erkrankungen immer dann angezeigt, wenn Fieber auftritt, das ein Hinweis auf einen Einbruch der Keime in die Blutbahn sein kann. Eine Absiedelung der Erreger in die verschiedenen Organe wie Knochen, aber auch in andere Entzündungsherde, z. B. Strumitis, wurde beobachtet [63]. Weiter werden auch Harnwegsinfekte von Salmonellen verursacht [64]. Als Reservoir für die enteritischen Salmonellen muß vornehmlich das Tierreich angesehen werden, da viele Tiere Salmonellen ausscheiden. So sind z. B. fast alle Schildkröten Salmonellenträger. Der Infektionsweg von Paratyphus A, B, C bzw. der enteritischen Salmonellen führt meist über eine Anreicherung der Keime in Lebensmitteln. Milchprodukte stellen gute Nährböden zur Vermehrung der Keime dar. Die Schwere der Erkrankung hängt unter anderem von der Menge der verzehrten kontaminierten Lebensmittel ab. Es wird immer wieder bei Gemeinschaftsverpflegung (Heime, Hochzeitsgesellschaften) beobachtet, daß unterschiedliche Schweregrade der Erkrankung bzw. überhaupt keine Erkrankung nach Genuß der gleichen Speisen auftreten. Die Beendigung der Salmonellenausscheidung kann durch Veränderung des Darmmilieus durch orale Gabe von Lactulose versucht werden. Die Gabe von antibakteriellen Chemotherapeutika zur Sanierung von Salmonellenausscheidern hat keine Dauererfolge erbracht, da sehr rasch nach Absetzen der Substanzen wieder eine Ausscheidung der Keime erfolgte.

Die Mehrzahl der Salmonellenspezies wurde nicht vom Menschen isoliert, sondern bei Schlangen, Schildkröten und anderen Tieren, die in Seen oder Tümpeln ihr Biotop haben, gefunden. Diese Aussage soll aber nicht bedeuten, daß man von der allgemein gültigen Vorstellung abrückt, daß alle Salmonellen prinzipiell in der Lage sind, Erkrankungen beim Menschen hervorzurufen.

Shigellen

Shigellen sind die Erreger der bakteriellen Ruhr, einer in industrialisierten Ländern nur noch selten auftretenden Darminfektion. Shigellen werden in 4 Spezies unterteilt:

- Shigella dysenteriae,
- Shigella flexneri,
- Shigella boydii,
- Shigella sonnei.

Die Infektion erfolgt durch orale Aufnahme der Erreger mit kontaminierten Lebensmitteln (Wasser oder Schalentiere wie Muscheln, Krebse) oder als Kontaktinfektion von Mensch zu Mensch. Nur die strenge Beachtung hygienischer Regeln sowie das konsequente Erhitzen aller Speisen und des zum Trinken verwendeteten Wassers schützen vor einer Infektion. Nach einer Inkubationszeit von einigen Tagen kommt es zu Fieber mit blutig-schleimiger Diarrhoe mit hoher Frequenz, so daß bald eine Dehydrierung entsteht, die durch Infusionen auszugleichen ist. Ein Übertritt der Erreger in die Blutbahn und Absiedelung in verschiedene Organe ist in seltenen Fällen möglich. Durch orale Antibiotikagabe (Aminopenizilline, Trimethoprim/Sulfonamid, Tetrazykline, Gyrasehemmer) wird die Vermehrung der Erreger blockiert und damit auch die Toxinproduktion gestoppt, wodurch eine rasche Besserung der Beschwerden eintritt.

Medizingeschichtlich interessant ist, daß z. B. 1929 als Therapieempfehlung bei der bakteriellen Ruhr „Rhizinusöl (1–2 El tgl.), bis die Stühle wieder geformt sind", empfohlen wurde. „Sind die akuten Erscheinungen vorüber, so kann man Adstringentien und evtl. Darmspülungen mit 0.5% Tanninlösung oder Borsalizylwasser anwenden" [65]. Die guten Erfahrungen mit dieser Therapie könnten darauf beruhen, daß durch die Anregung der Darmtätigkeit die Ausscheidung der Toxine beschleunigt wird und es dadurch zu einer raschen Besserung des toxischen Zustandsbildes kommt. Die empfohlene Verabreichung von Einläufen mit physiologischer Kochsalzlösung kann in zweifacher Hinsicht den Krankheitszustand bessern (Reinigung des Darmes, dadurch geringere Toxinproduktion und zusätzlich mögliche Rückresorption der Flüssigkeit). Diese Überlegungen gelten sinngemäß auch für die Behandlung einer Staphylokokkenintoxikation, denn auch hier handelt es sich um Toxine, die die Darmtätigkeit besonders anregen.

Die eigene Erfahrung hat gezeigt, daß z. b. antibiotikainduzierte Durchfälle rasch gebessert werden können, wenn eine Darmreinigung durch Einläufe mit Kamillentee oder physiologischer Kochsalzlösung erfolgt. Zur weiteren symptomatischen Therapie ist es notwendig, die Darmtätigkeit gleichzeitig durch die Gabe von ballaststoffreicher Nahrung wie Kartoffelpüree, geriebene Äpfel oder Reisschleim wieder anzuregen. Dieses Vorgehen bessert das Krankheitsbild sehr rasch.

5.4.2
Yersinien

Bei den Yersinien handelt es sich ebenfalls um gramnegative Stäbchenbakterien. Man unterscheidet Yersinia pestis, Yersinia pseudotuberculosis und Yersinia enterocolitica. Yersinia pestis ist der Erreger der Beulen- und Lungenpest. Yersinia pseudotuberculosis kann zu sporadischen Infektionen führen (Lymphadenitis mesenterica, septisch typhöse Verlaufsform). Yersinia enterocolitica verursacht

Durchfälle, Haut- und Gelenkserscheinungen. Diese Erreger werden bei verschiedenen Haustieren gefunden und als Infektionsquelle gelten Tierprodukte (Schweine) oder Tierkontakte. Erkrankungen durch Yersinien sind selten. Bei Verdacht auf eine Yersinieninfektion sollte dies dem bakteriologischen Labor mitgeteilt werden, da für den kulturellen Nachweis von Yersinien Spezialnährböden verwendet werden müssen.

5.4.3
Pseudomonaden

Diese Bakterien werden wegen ihrer geringen fermentativen Aktivität zu den sogenannten Nonfermentern gerechnet. Als Hauptvertreter dieser Nonfermenter sind die Pseudomonaden zu nennen, die aufgrund ihrer verschiedenen biochemischen und serologischen Eigenschaften unterschiedlich bezeichnet werden, z. B. Pseudomonas aeruginosa, Pseudomonas fluoreszens. Diese Keime haben ihr Reservoir primär in Oberflächengewässern, werden aber beim Menschen auch im Darm gefunden. Sie können als Bestandteil einer Mischflora bei Peritonitis sowie als Erreger von Harnwegsinfekten bzw. Urosepsis angetroffen werden. Ihre pyrogene Wirkung ist sehr ausgeprägt, so daß bei Erkrankungen hohes Fieber mit Schüttelfrost beobachtet wird. Ureidopenicilline und Aminoglykoside sind therapeutisch wirksam. Mit diesen Substanzen wurden gute Erfolge bei der Therapie der Mukoviszidose erzielt [2]. Von den Cephalosporinen sind nur wenige (z. B. Ceftazidim) wirksam gegen Pseudomonas. Eine Besonderheit stellt die maligne Otitis externa mit Besiedelung des Gehörganges durch Pseudomonaden dar. Die maligne Otitis kann neben einer i. v.-Therapie zusätzlich mit der Lokalanwendung von Piperacillin in einer Konzentration von 10000 µg/ml erfolgreich behandelt werden.

Bei Intensivpatienten, die beatmet werden, wird eine Besiedelung der Atemschläuche mit Pseudomonaden wegen des feuchten Milieus häufig gefunden. Pneumonien und Lungenabszesse bei diesen Patienten sind öfter Pseudomonadeninfektionen. Die Besiedelung des Harntraktes mit Pseudomonaden wird bei Patienten mit Harnabflußstörungen beobachtet. Wenn es sich nicht um einen akuten Harnwegsinfekt handelt, ist es nicht sinnvoll, eine derartige Besiedelung laufend mit den nach Antibiogramm empfindlichen Substanzen zu behandeln, da es den häufigen Kontakt der Bakterien mit antibakteriellen Wirksubstanzen verursacht, wodurch es zur Ausbildung von Resistenzen kommen kann. Bei Dauerbesiedlung des Harntraktes mit Pseudomonas besteht auch die Möglichkeit der Einschwemmung der Keime in die Blutbahn, was plötzlich auftretendes hohes Fieber verursacht und eine sofortige chemotherapeutische Intervention notwendig macht. Eine bakterielle Dauerbesiedlung des Harntraktes kann durch eine bakteriologische Harnuntersuchung, in 3wöchigen Intervallen durchgeführt, überwacht werden. Bei plötzlichem Auftreten von Schüttelfrost und Fieber sollte die antibakterielle Therapie mit 2 Substanzen hochdosiert, entsprechend dem Antibiogramm der letzten Harnuntersuchung, durchgeführt werden. Dadurch gelingt es, noch bevor der aktuelle bakteriologische Harnbefund vorliegt, in den allermeisten Fällen, die richtige Auswahl der Chemotherapeutika zu treffen und das Krankheitsbild in kurzer Zeit zu beherrschen.

5.4.4
Haemophilus influenzae

Haemophilus influenzae gehört zu einer Gruppe bakterieller Erreger, die im Labor zu ihrer Vermehrung Wirkstoffe aus Vollblut benötigen. Der Beiname „influenzae" stammt von Pfeiffer, der diese Bakterien 1892 im Rahmen einer großen Grippeepidemie entdeckte und für den Erreger dieser Erkrankung hielt. Die Haemophilus-influenzae-Typ-b-(Hib)-Infektion ist eine Erkrankung im Kleinkindesalter. In 95% der Fälle sind die Kinder jünger als 5 Jahre. Etwa 50–60% der betroffenen Kinder mit invasiver Hib-Infektion erkranken an Meningitis, die übrigen an Epiglottitis, Pneumonie, Bakteriämie, septischer Arthritis, Zellulitis (Phlegmone), eitriger Perikarditis und Osteomyelitis. Mit der aktiven Schutzimpfung besteht die Möglichkeit, Säuglinge und Kleinkinder effektiv vor schweren Erkrankungen durch Haemophilus influenzae b zu schützen. Trotz aller Behandlungsmöglichkeiten der modernen Medizin, einschließlich Antibiotikatherapie, weist die Hib-Meningitis einen hohen Prozentsatz an Langzeitschäden auf und gilt in vielen Ländern als Hauptursache für erworbene geistige Behinderungen. Ampicillin war lange das Mittel der Wahl (200–400 mg/kg/Tag; i. v.). Seitdem auch β-laktamaseproduzierende Isolate beobachtet werden, werden Ceftriaxon sowie andere Cephalosporine der 3. Generation empfohlen. Im Rahmen einer europaweiten Studie wurde in Österreich bei nur 1% der Isolate die Fähigkeit der Betalaktamasebildung nachgewiesen [66].

5.4.5
Burkholderia cepacia, Stenothrophomonas maltophilia

Burkholderia (Pseudomonas) cepacia wurde 1950 von Burkholder als pflanzenpathogener Keim erstmalig beschrieben. Zunehmend wird er heute als opportunistischer Infektionserreger bei zystischer Fibrose (CF) und chronischer Granulomatose beobachtet. Bei CF-Patienten kommt Burkholderia cepacia aufgrund folgender Faktoren besondere Bedeutung zu:

- wegen einer Assoziation mit dem Cepacia-Syndrom, einer schnell verlaufenden, fatalen, nekrotisierenden Pneumonie,
- aufgrund seiner Resistenz gegenüber antimikrobiellen Wirksubstanzen,
- wegen seiner Übertragung von Patient zu Patient sowie als Nosokomialkeim.

Aufgrund der hohen Resistenz gegenüber Antibiotika (Anteil resistenter Isolate in Prozent: Piperacillin 42%, Ceftazidim 81%, Meropenem 52%, Ciprofloxacin 38%) wird im Krankenhaus für besiedelte CF-Patienten die strikte Einhaltung von Isolierungsvorschriften gefordert [67].

Stenotrophomonas (Xanthomonas) maltophilia ist ebenfalls ein opportunistischer Erreger, der zunehmend bei hospitalisierten Patienten, einschließlich CF-Patienten, isoliert wird. Stenotrophomonas zeichnet sich durch eine natürliche Resistenz gegenüber Carbapenemen aus. Trimethoprim-Sufamethoxazol, Ciprofloxacin und Doxycyclin sind meist wirksam.

5.5
Acinetobacter

Mikroskopisch ähnelt Acinetobacter in seinem Aussehen den Neisserien, kulturell (in seinen Wachstumserfordernissen) den Nonfermentern. Findet man ihn nur als Besiedler von Haut und Schleimhäuten, so erübrigt sich eine antimikrobielle Chemotherapie. Bei Patienten mit klinischen Zeichen von Entzündungen (wie Zellulitis, Phlebitis) im Zusammenhang mit Fremdkörpern (wie Venenwege, Nähte) genügt als Therapie oft schon das Entfernen des Fremdkörpers. Bei Patienten mit Meningitis, Endokarditis, Osteomyelitis und symptomatischer Bakteriämie bedarf es hingegen systemischer Antibiotikagabe. Ciprofloxacin, Ceftazidim, Trimethoprim, Sulfamethoxazol, Doxycyclin und Imipenem sind gegenüber den meisten Acinetobacterisolaten wirksam.

5.6
Campylobacter

Campylobacter jejuni ist ein gramnegatives gekrümmtes Stäbchenbakterium, das als tierpathogener Erreger seit langem bekannt ist und beim Menschen Enterokolitis verursacht. Der kulturelle Nachweis gelingt nur auf Spezialnährmedien bei Bebrütung unter mikroaerophilem Milieu. Die Empfindlichkeit des Keimes gegenüber Erythromycin, Tetrazyklinen und Clindamycin ermöglicht eine orale spezifische Therapie, die meist nach einigen Tagen erfolgreich ist.

Erythromycin stellt bei Therapiebedürftigkeit das Mittel der Wahl dar. Bei nur geringer Krankheitssymptomatik ist eine antibiotische Therapie in der Regel nicht erforderlich.

5.7
Helicobacter pylori

Helicobacter pylori als Kofaktor in der Magenkarzinogenese ist weitgehend akzeptiert; die Bedeutung, die ihm beim peptischen Ulkus und der Gastritis zukommt, wird aber nach wie vor kontrovers beurteilt. Da wir nach derzeitigem Wissensstand nicht eine Infektion mit H. pylori per se, sondern gewisse, mit H. pylori assoziierte Erkrankungen behandeln sollen, kann der Nachweis von H. pylori nur in Kombination mit einem morphologischen Befund sinnvolle Grundlage therapeutischen Handelns sein [68]. Goldstandard ist der histologische Nachweis von H. pylori in HE-gefärbten Schnitten. Spezifisch und ausreichend sensitiv sind Urease-Schnellteste, die die Ureaseaktivität von H. pylori in Biopsien nachweisen. Als Therapie wird eine Kombinationstherapie von Ranitidin (2mal 150 mg/Tag für 4 Wochen) oder Sucralfat (2mal 2 g/Tag für 8 Wochen) mit Amoxicillin (3mal 750 mg/Tag) und Metronidazol (3mal 500 mg/Tag), beide für 14 Tage, oder eine Kombination von Omeprazol (2mal 20 mg/Tag für 14 Tage) bzw. Lansoprazol (2mal 30 mg/Tag für 14 Tage) und Amoxicillin (2mal 1000 mg/Tag für 14 Tage) zur Eradikation des Helicobacter pylori empfohlen [69]. Alternativ können weiter (z. B. bei Antibiotika-Unverträglichkeit) Clarithromycin (2mal 500 mg/Tag) oder Tetrazykline (z. B. 1mal 200 mg/Tag Doxycyclin) angewendet werden.

5.8
Anaerobier

Als Anaerobier werden streng anaerob wachsende Bakterien bezeichnet. Dazu gezählt werden: anaerobe grampositive Sporenbildner (Clostridien), anaerobe Streptokokken (Peptostreptokokken) und gramnegative, nichtsporenbildende Stäbchenbakterien (Bacteroides, Fusobakterien, Prevotella). Peptostreptokokken, Fusobakterien und Prevotella besiedeln vorwiegend die Mundhöhle und den oberen Respirationstrakt. Bacteroidesarten und Clostridien sind obligate Keime des Darmtraktes. In Abszessen aus dem Bauchbereich findet sich Bacteroides fast immer als Bestandteil der aerob-anaeroben Mischflora; ein intensiver fötider Geruch ist für diese Infektionen charakteristisch. Therapie der Wahl ist die i. v.-Applikation von Clindamycin 900 mg, in 100 ml gelöst, und nach 4 h 2 g Cefoxitin oder 2,2 g Amoxicillin/Clavulansäure, jeweils gelöst in 100 ml [60].

Die pseudomembranöse Kolitis als Komplikation nach Verabreichung von Antibiotika ist auf ein Überwuchern von Clostridium difficile zurückzuführen. Orale Verabreichung von Vancomycin 250 mg 2mal tgl. oder von Metronidazol (3mal 500 mg) über 3 bis maximal 5 Tage stoppt die Vermehrung von Clostridium difficile und dadurch auch die Toxinbildung.

Clostridium perfringens, C. septicum, C. histolyticum und C. novyi können als Bestandteil der physiologischen Flora des Dickdarmes gefunden werden. Gasödeminfektionen stellen die schwersten Wundinfektionen des Menschen dar. Von außen eingebracht werden diese Erreger bei Verletzungen (Verkehrsunfälle, Kriegsverletzungen), in seltensten Fällen durch Injektionen.

Bei bestehenden Grundleiden, wie Leukämie, Diabetes oder Dickdarmkarzinom, kann vor allem C. septicum auch hämatogen oder lymphogen aus dem Darm in die Muskulatur gelangen. Dabei ist die Inkubationszeit sehr kurz (12–24 h). Das Krankheitsbild verläuft im Anfangsstadium mit an der Haut entstehender rötlicher Verfärbung ohne Erwärmung. Weiter beobachtet man vorerst keine massive Erhöhung der Leukozytenwerte und der Körpertemperatur. Als Folge der Muskelzerstörung ist die Kreatinkinase stark erhöht. Bei Betasten der Haut fühlt man ein „Knistern", hervorgerufen durch Gasbildung. Häufig werden im verfärbten Hautbezirk Blasenbildungen mit blutig-serösem Inhalt beobachtet. Der Krankheitszustand verschlechtert sich ab einem bestimmten Zeitpunkt rapide, was durch die rasche Vermehrung der Keime und die dadurch entstehenden Toxine erklärbar ist. Die Diagnose einer Gasbrandinfektion kann zusätzlich durch Computertomographie, die die Gasbildung aufzeigt, unterstützt werden. Bei jedem Verdacht auf Gasbrand sollte sofort Penicillin G 10 Mio. IE, in 100 ml in Aqua dest. gelöst, als Kurzinfusion, alle 4 h, verabreicht werden und dann die weitere diagnostische Abklärung erfolgen. Die lokale Einbringung von Penicillin G als Substanz in die operativ gespaltene Muskulatur, nach Reinigung des Wundgebietes mit dem Desinfektionsmittel Wasserstoffsuperoxid, blockiert innerhalb kürzester Zeit das Keimwachstum in diesem Bereich. Trotz adäquater Therapie ist die Letalität groß [70].

Bei Verletzungen oder Entzündungen mit Perforation (z. B. perforierter Appendix) wird Darminhalt in den Peritonealraum eingebracht. Dadurch können Infektionen durch Enterobacteriaceen, Streptokokken und Anaerobier entstehen. Dies ist bei der Auswahl der Primärtherapie, bevor ein bakteriologischer Befund vorliegt, für die Auswahl der zu verabreichenden Substanzen unbedingt zu berücksichtigen. Durch Verklebung der entzündeten Appendix mit dem Bauchfell kann Darminhalt auch zwischen die Faszien der Bauchmuskulatur gelangen und dann eine, in ihrer Entstehungsursache vorerst unerklärbare Phlegmone in der Bauchdecke oder Leistengegend verursachen. Dies bedingt ein sehr schweres Krankheitsbild mit hohem Fieber. Für den Chirurgen ist eine Peritonitis, verursacht durch Darmdurchbruch, am massiv fötiden Geruch des Eiters zu erkennen. Wenn dies der Fall ist, muß eine massive Infektion durch Enterobacteriaceen, Bacteroides, anaerobe Streptokokken und Clostridien angenommen werden. Daher hat sich die sofort einzuleitende, hochdosierte antibakterielle Chemotherapie gegen diese Keime zu richten (z. B. Piperacillin 3mal 4 g und Cefoxitin 3mal 2 g; alternierend in 4stündlichen Intervallen). Entsprechend dem bakteriologischen Befund ist die Therapie später eventuell umzustellen. Ist der Eiter der Peritonitis geruchlos, handelt es sich fast immer um eine Pneumokokkenperitonitis, über die bereits früher im Abschnitt „Pneumokken" berichtet wurde [61].

6 Epilog

War die Sepsis noch vor 60 Jahren in der Mehrzahl der Fälle eine meist tödlich verlaufende Erkrankung, so ist es heute möglich, auch schwere Infektionen zu beherrschen. Die guten Erfolge der antimikrobiellen Chemotherapie sind das erfreuliche Ergebnis von internationaler Kooperation und von Austausch der auf diesem Gebiet gewonnenen Forschungsergebnisse. Die hier aufgezeigten Zusammenhänge Infektionserreger – Erkrankung – antibakterielle Chemotherapie sind ein eigener Erfahrungsbericht über die Behandlung bakterieller Infektionen, der in intensiver Zusammenarbeit mit den klinisch tätigen Kollegen aller Disziplinen seit Beginn der antibakteriellen Chemotherapie gewonnen wurde. Unsere Absicht war, unsere Überlegungen und Therapiekonzepte bei den verschiedenen Infektionen bzw. Anwendungbereichen darzulegen.

Die Vielzahl der laufend neu entwickelten Wirkstoffe erfordert es, eine entsprechende Beratung für den therapeutischen Einsatz vorzunehmen. Dies soll aber nicht bedeuten, daß schon lange mit gutem Erfolg verwendete Substanzen, nur weil diese nicht mehr modern sind, nicht mehr eingesetzt werden sollten. Die laufende Überprüfung neuer Erkenntnisse ist ein dauernder Auftrag an den Mediziner.

Anhang
Arzneistoffe und Präparate aus Österreich, Deutschland und der Schweiz

Arzneistoff (INN)	Präparat Österreich	Präparat Deutschland	Präparat Schweiz
Amikacin	Biklin	Biklin	Amikin
Amoxicillin	Amoxilan, Clamoxyl, Gonoform, Ospamox, Supramox	Amagesan, Amoxypen, Clamoxyl u. a.	amoxi-basan, Antiotic, Azillin, Clamoxyl, Helvamox, Supramox u. a.
Amoxicillin/ Clavulansäure	Augmentin	Augmentan	Augmentin
Ampicillin	Binotal, Standacillin	Binotal, Amblosin, duraampicillin u. a.	Arcocillin, Servicillin
Ampicillin/ Sultamicillin	Unasyn	Unacid	Unasyn
Azithromycin	Zithromax	Zithromax	Zithromax
Azlocillin	Securopen	Securopen	–
Aztreonam	Azactam	Azactam	Azactam
Bacampicillin	Penglobe	Ambacamp, Penglobe	Bacampicin
Benzathin-Penizillin	Retarpen	Tardocillin	–
Cefaclor	Ceclor	Panoral u. a.	Ceclor
Cefadroxil	Duracef	Bidocef u. a.	Duracef

Arzneistoff (INN)	Präparat Österreich	Präparat Deutschland	Präparat Schweiz
Cefalexin	Cepexin, Keflex, Ospexin u. a.	Ceporexin, Oracef, Cefalexin	Keflex
Cefalotin	Keflin Neutral	–	Keflin N
Cefamandol	Mandokef	Mandokef	Mandokef
Cefazolin	Gramaxin, Kefzol	Elzogram, Gramaxin u. a.	Kefzol
Cefepim	Maxipime	Maxipime	Maxipime
Cefixim	Aerocef, Tricef	Cephoral u. a.	Cephoral
Cefmenoxim	Tacef	Tacef	Tacef
Cefoperazon	Cefobid	Cefobis	–
Cefotaxim	Claforan	Claforan	Claforan
Cefotetan	Ceftenon	Apatef	–
Cefotiam	Spizef	Spizef	–
Cefoxitin	Mefoxitin	Mefoxitin	Mefoxitin
Cefpirom	Cefrom, Cedixen	–	Cefrom
Cefpodoxim-proxetil	Biocef, Otreon	Orelox, Podomexef	Orelox, Podomexef
Cefradin	Sefril	–	–
Ceftazidim	Fortum, Kefazim	Fortum	Fortam
Ceftibuten	Caedax	Keimax	Cedax
Ceftriaxon	Rocephin	Rocephin	Rocephin
Cefuroxim	Curocef	Zinacef	Zinacef
Cefuroximaxetil	Zinnat	Elobact, Zinnat	Zinat
Chloramphenicol	Biophenicol u. a.	Paraxin u. a.	Chloromycetin u. a.
Ciprofloxacin	Ciproxin	Ciprobay	Ciloxan, Ciproxin
Clarithromycin	Klacid	Klacid u. a.	Klacid u. a.
Clindamycin	Dalacin C	Sobelin	Dalacin
Cotrimoxazol (Trimethoprim/ Sulfamethoxazol)	Bactrim, Cotribene, Oecotrim u. a.	Bactrim, Cotrimox, Eusaprim u. a.	Bactrim, Cotrim, Eusaprim u. a.

Anhang

Arzneistoff (INN)	Präparat Österreich	Präparat Deutschland	Präparat Schweiz
Trimethoprim/ Sulfametrol	Lidaprim	Lidaprim	Lidaprim
Dicloxacillin	–	Dichlor-Stapenor	–
Dirithromycin	Dimac	–	–
Doxycyclin	Biocyclin, Vibramycin, Vibravenös u. a.	Supracyclin, Vibramycin, Vibravenös u. a.	Supracyclin, Vibramycin, Vibravenös u. a.
Enoxacin	Gyramid	Gyramid	–
Erythromycin	Emuvin, Erycinum. Ery-Maxin, Erythrocin u. a.	Erycinum, Erythrocin u. a.	Erythrocin u. a.
Fleroxacin	Quinodis	Quinodis	Quinodis
Flucloxacillin	Floxapen	Staphylex	Floxapen, Flucloxin
Fosfomycin	Fosfomycin, Monuril	Fosfocin Monuril	Fosfocin, Monuril
Fusidinsäure	Fucidin	Fucidine	Fucidin
Gentamicin	Refobacin, Gentamicin	Refobacin u. a.	Garamycin u. a.
Imipenem-cilastatin	Zienam	Zienam	Tienam
Josamycin	Josalid	Wilprafen	Josacin
Latamoxef	Moxalactam	–	–
Lomefloxacin	Uniquin	Maxaquin	Maxaquin
Meropenem	Optinem	Meronem	Meronem
Metronidazol	Anaerobex, Flagyl, Oecozol, Trichex u. a.	Clont, Flagyl u. a.	Flagyl u. a.
Mezlocillin	Baypen	Baypen	–
Minocyclin	Minocin	Klinomycin u. a.	Aknoral, Minocin
Neomycin/ Bacitracin	Nebacetin, Baneocin	Nebacetin	Nebacetin
Netilmicin	Certomycin	Certomycin	Netromycin

Arzneistoff (INN)	Präparat Österreich	Präparat Deutschland	Präparat Schweiz
Norfloxacin	Urobacid, Zoroxin	Barazan	Chibroxol, Noroxin
Ofloxacin	Floxal, Tarivid	Floxal, Tarivid	Floxal, Tarivid
Oxacillin	Stapenor	Stapenor	–
Oxytetracyclin	Tetra-Tablinen	Tetra-Tablinen, Oxytetracyclin u. a.	Terramycin
Penicillin G	Penicillin G-Natrium, Penicillin G Na/K	Penicillin G	Pencillin G
Penicillin V	Cliacil, Ospen, Megacillin u. a.	Isocillin, Ispenoral, Megacillin u. a.	Cliacil, Megacillin, Ospen u. a.
Piperacillin	Pipril	Pipril	Pipril

Freiname (INN)	Handelsname Österreich	Handelsname Deutschland	Handelsname Schweiz
Piperacillin/ Tazobactam	Tazonam	Tazobac	Tazobac
Rifampicin	Eremfat, Rifoldin, Rimactan	Eremfat, Rifa, Rifa parenteral,	Rifoldin, Rimactan
Roxithromycin	Rulide	Rulid	Rulid
Streptomycin	Streptomycin-sulfat	Streptomycin	–
Sulbactam	Combactam	Combactam	–
Sulfadiazin	Flammazine	Sulfadiazin-Heyl	Flammazine, Silvadene, Silvertone
Teicoplanin	Targocid	Targocid	Targocid
Tetracyclin	Achromycin, Hostacyclin, Latycin, Steclin u. a.	Achromycin, Hostacyclin, Imex, Supramycin u. a.	Achromycin, Servitet, Tetraseptin, Triphacyclin
Ticarcillin/ Clavulansäure	Timenten	Betabactyl	Timenten
Tobramycin	Tobrasix	Gernebcin u. a.	Obracin, Tobrex

Freiname (INN)	Handelsname Österreich	Handelsname Deutschland	Handelsname Schweiz
Trimethoprim	Monoprim, Motrim, Soltrim *u. a.*	Infectotrimet, Trimanyl, Trimono	Monotrim, Primosept
Vancomycin	Vancomycin	Vancomycin	Vancocin CG

(*u. a.* und andere Präparate)

Literatur

1. Anderl H, Semenitz E (1974) Septikämien nach tangentialer Frühexzision bei Verbrennungen. Wien Klin Wochenschr 86: 91–95
2. Guggenbichler J, Allerberger F, Dierich, MP, Schmitzberger R, Semenitz E (1988) Spaced administration of antibiotic combinations to eliminate pseudomonas from sputum in cystic fibrosis. Lancet 8613: 749–750
3. Riedl M, Allerberger F, Guggenbichler JP, Semenitz E, Dierich MP (1991) Behandlung von Sepsiserkrankungen im Kindesalter mit zeitlich versetzter Gabe von Antibiotikakombinationen. Wien Med Wochenschr 141: 172–176
4. Janetschek G, Girstmair J, Semenitz E, Dierich MP (1993) Antibakterielle Chemotherapie der „Septischen Niere". Wien Klin Wochenschr 105: 84–88
5. Semenitz E (1954) Ergebnisse der bakteriologischen Prüfung zweier neuer Sulfonamide. Z Immunitätsforsch 111: 386–392
6. Guggenbichler JP, Kofler J, Allerberger F (1985) The influence of third-generation cephalosporins on the aerobic intestinal flora. Infection 13 (Suppl.) 1: 137–139
7. Kresken M, Wiedemann B (1987) Die Epidemiologie der Resistenz bei Bakterien und ihre Bedeutung für die Wirksamkeit von Chemotherapeutika. Fortschr Antimikrob Antineoplast Chemother 6: 869–885
8. Fille M, Allerberger F, Dierich, MP (1989) Harnwegsinfektionserreger aus dem ambulanten Bereich – Resistenzsituation und Keimspektrum. Wien Klin Wochenschr 101: 219–221
9. Kresken M, Kayser FH, Mittermayer H, Hafner D (1994) Resistenzsituation bei klinisch wichtigen Bakterienarten gegenüber Chemotherapeutika in Mitteleuropa. Chemoth J 3: 211–213
10. Focht F, Nösner J, Kraus KH (1994) Empfindlichkeitsspektrum von Ceftriaxon und anderen Antibiotika. Retrospektive Untersuchungen zu den Jahren 1985–1993. Krankenhauspharmazie 15: 683–685
11. Wüst J, Kayser FH (1995) Die Empfindlichkeit von Bakterien gegen Chemotherapeutika (Zürich 1993). Schweiz Rundschau Med (Praxis)84/4: 98–105
12. Domagk G (1947)Pathologische Anatomie und Chemotherapie der Infektionskrankheiten. Thieme, Stuttgart

13. Chain E, Florey HW, Gardner AD, Heatley NG, Jennings MA, Orr-Ewing J, Sanders AG (1940) Penicillin as a chemotherapeutic agent. Lancet 240: 226–228
14. Fleming A (1929) On the antibacterial action of cultures of a penicillium with special reference to their use in the isolation of b. influencae. Br J Exp Pathol 10: 226–236
15. Fleming A (1943) Streptococcal meningitis treated with penicillin. Lancet II: 434–438
16. Zischinsky H (1948) Die akuten Infektionskrankheiten im Kindesalter. Urban & Schwarzenberg, Wien
17. Hoffmann K (1975) Behandlung von gesunden Salmonellen-Ausscheidern mit Lactulose (b-Galaktoside-Fructose). Dtsch Med Wochenschr 100: 1429–1431
18. Mandell GL, Bennett JE, Dolin R (1990) Principles and practice of infectious diseases, 3rd edn. Churchill Livingstone, New York
19. Reese R, Betts R (1991) A practical approach to infectious diseases, 3rd edn. Brown, Boston
20. Milatovic D, Braveny, I (1991) Infektionen: Praktische Hinweise zur antimikrobiellen Therapie und Diagnostik. Friedrich Vieweg und Sohn Verlagsgesellschaft mbH, Braunschweig Wiesbaden
21. Simon C, Stille W (1993) Antibiotika – Therapie in Klinik und Praxis, 8. Aufl. Schattauer, Stuttgart New York
22. Pennington J (1994) Respiratory infections – diagnosis and management, 3rd edn. Raven Press, New York
23. Alexander M, Estler CJ, Legler F (1995) Antibiotika und Chemotherapeutika, 2. Aufl. Wissenschaftliche Verlagsgesellschaft, Stuttgart
24. Semenitz E (1971) Die bakteriologische Untersuchung des Sputums. Wien Klin Wochenschr 83: 400–406
25. Semenitz E (1976) Harn: Bakteriologische Untersuchungsmethoden. Springer, Berlin, Heidelberg, New York, S 120–122 (Verhandlungsbericht der Deutschen Gesellschaft für Urologie, 28. Tagung, Innsbruck)
26. Guggenbichler JP, Semenitz E, König E (1985) Kill kinetics and regrowth pattern of bacteria exposed to antibiotic concentrations simulating those observed in vivo. J Antimicrob Chemother 15: 139–146
27. Guggenbichler JP, König P, Semenitz E, Foisner W (1986) Kill kinetics of bacteria and fluctuating concentrations of various antibiotics. J Chemotherapy 32: 36–44
28. Guggenbichler JP, Allerberger F, Bonatti H, Semenitz E, Dierich MP (1989) Absterbekinetik von Keimen unter fluktuierenden Konzentrationen von Antibiotika. Wien Klin Wochenschr 101: 224–229
29. Barclay ML, Begg EJ, Chambers ST, Boswell DR (1995) Improved efficacy with nonsimultaneous administration of first doses of gentamicin and ceftazidim in vitro. Antimicrob Agents Chemother 39: 132–136
30. Semenitz E (1978) Über die antibakterielle Wirksamkeit von Diphenhydramin. Wien Klin Wochenschr 90: 710–714

31. Semenitz E (1978) Mikrokalorimetrische Untersuchungen zur Charakterisierung der antibakteriellen Wirksamkeit von Chemotherapeutika. Immun Infekt 6: 260–266
32. Semenitz E (1980) Mikrokalorimetrie zur Aktivitätsbestimmung von Chemotherapeutika. Thermochimica Acta 40: 99–107
33. Semenitz E, Casey PA, Pfaller W, Gstraunthaler G (1983) Microcalorimetric, turbidimetric, phase-contrast microscopic and electron microscopic investigations of the actions of amoxicillin clavulanic acid and augmentin on amoxicillin-sensitive and amoxicillin-resistant strains of Escherichia coli. Chemotherapy 29: 192–207
34. Semenitz E (1989) Grundzüge des Innsbrucker Chemotherapieschemas bakterieller Infektionen. Wien Klin Wochenschr 101: 214–218
35. Thomas L (1994) Labor und Diagnose. Medizinische Verlagsgesellschaft, Marburg
36. Müller RS, Thompson JE (1942) The local use of sulfonamide in the treatment of peritoneal infections. J Am Med Assoc 118: 189–193
37. Jensen NK, Johnsrud LW, Nelson MC (1939) The local implantation of sulfonamide in compound fractures. Surgery 6: 1–12
38. Stapf R (1942) Über die Verwendbarkeit des Marfanil-Prontalbinpuders in der Chirurgie. Dtsch Med Wochenschr 68: 221–222
39. Allerberger F, Gruenberger W, Kreuzer W, Leodolter S, Marberger M, Mittermayer H, Schulz F, Tuchmann A, Zechner O, Graninger W (1992) Perioperative Antibiotika-Prophylaxe. Wien Int Z Ärztl Fortbild Vorsorgemed 2:1–8
40. Stille W (1995) Therapiestrategie mit β-Laktamantibiotika. Chemother J 4, Suppl 5: 25–27
41. Adam D, Daschner F (1993) Infektionsverhütung bei operativen Eingriffen. Wiss Verlagsgesellschaft, Stuttgart
42. Classen DC, Evans RS, Pestotnik SL, Horn SD, Menlove R, Buerke L (1992) The time of prophylactic administration of antibiotics and the risk of surgical-wound infection. N Engl J Med 326: 281–286
43. Puelacher W, Allerberger F, Waldhart E, Semenitz E, Dierich MP (1990) Lyophilisierter Knorpel – ein Antibiotikaträger. Dtsch Z Mund Kiefer Gesichtschir 14: 232–234
44. Storm HKR, Krasnik M, Bang K, Fridmodt-Moller N (1992) Treatment of pleural empyema secondary to pneumonia: thoracentesis regimen versus tube drainage. Thorax 47: 821–824
45. Semenitz E, Bischinger-Kofler S (1994) Antibiotika zur parenteralen Anwendung. Österr Krankenhaus Pharmaz 8/2: 12–22
46. Pfeifer S, Pflegel P, Bochert HH (1995) Biopharmazie. Ullstein, Mosby, Berlin Wiesbaden
47. Wichels P (1938) Innere Medizin. Quelle & Meyer, Leipzig
48. Pfaundler M (1945) Krankheiten des Kindesalters. Urban & Schwarzenberg, Wien
49. Brandl E, Margreiter H (1954) Ein säurestabiles biosynthetisches Penicillin. Österr Chem Ztg 55: 11–21

50. Brandl E, Giovannini M, Margreiter H (1953) Untersuchungen über das säurestabile oral wirksame Phenoxymethylpenizillin (PenicillinV). Wien Med Wschr 103: 602
51. Spitzy KH (1955) Die orale Penicillintherapie. Wien Klin Wochenschr 67: 212–213
52. Spitzy KH (1955)Penicillin V. Wien Med Wochenschr 105: 469
53. Semenitz E, Gstraunthaler G, Pfaller W (1981) Mode of action of MK 0787 (N-formoidyl-thienamycin): microcalorimetric and morphological study. Proceedings of the 12th International Congress of Chemotherapy, Florence, July
54. Clissold SP, Todd PA., Campoli-Richards DM (1987) Imipenem/Cilastatin. Antibakterielles Wirkspektrum, Pharmakokinetik, Therapeutische Wirksamkeit. Drugs 33: 183–241
55. Hof H, Lode H (1995) Einmaldosierung von Aminoglykosiden ? Dtsch Med Wschr 120: 935–937
56. Mackenzie FM, Gouls IM (1993) The postantibiotic effect. J Antimicrob Chemother 32: 519 –537
57. Lorian V, Atkinson B (1976) Effects of subinhibitory concentrations of fosfomycin on bacteria. G Ital Chemiother 23: 65–74
58. Meunier F, Zinner SH, Gaya H, Calandara T, Viscoli C, Klastersky J, Glauser M and the European Organization for Research on Treatment of Cancer International Antimicrobial Therapy Collaborative Group (1991) Prospective randomized evaluation of ciprofloxacin versus piperacillin plus amikacin for empiric antibiotic therapy of febrile granulocytopenic cancer patients with lymphomas and solid tumors. Antimicrob Agents Chemother 35: 873–878
59. Eliopoulos GM, Eliopoulos CT (1993) Activity in vitro of the Quinolones. Quinolone Antimicrobial Agents, 2nd edn. American Society for Microbiology, Washington
60. Fille M, Schneidinger M, Allerberger F, Dierich MP (1993) Bacteroides fragilis-Gruppe: Keimspektrum und Resistenzverhalten von intraabdominalen Isolaten, Westösterreich 1992. Antibiotika Monitor tom IX: 36–38
61. Riedler L., Semenitz E, Haselbach H (1975) Pneumokokkenperitonitis nach grippalen Infekt. Chirurg 46: 187–189
62. Kauffmann F (1972) Serological Diagnosis of Salmonella Species. Ejnar Munksgaard Copenhagen
63. Allerberger FJ, Guggenbichler JP, Fille M, Semenitz E (1986) Septische Krankheitsbilder bei Salmonella-Infektionen. Immun Infekt 14: 199–202
64. Allerberger FJ, Dierich MP, Ebner A, Keating MR, Steckelberg JM, Yu PKW, Anhalt JP (1992) Urinary tract infection caused by nontyphoidal Salmonella: Report of 30 cases. Urol Int 489: 395–400
65. Ebstein E, Rittershans E, Sonntag E, Wolfrum M, Knick A, Hohlfeld M, Thies J, Weigele B (1929) Diagnostisch – therapeutisches Vademecum. Johann Ambrosius Barth, Leipzig

66. Kayser FH, Morenzon G, Santanam P (1990) The second European collaborative study on the frequency of antimicrobial resistance in Haemophilus influenzae. Eur J Clin Microbiol Infect Dis 9: 810–817
67. Butler SL, Doherty CJ, Hughes JE, Neslon JW, Govan JRW (1995) Burkholderia cepacia and cystic fibrosis: do natural environments present a potential hazard? J Clin Microb 33: 1001–1004
68. Umlauft F (1995) Peptisches Ulkus und Gastritis. forum DR MED 19/3: 24–31
69. Pidlich J (1995) Ulcus and Gastritis. Pathogenese, Diagnostik, Therapiekonzepte. forum DR MED 19/4: 32–42
70. Fille M, Allerberger F, Koller W, Hackl J, Lingnau W, Tilg H, Ambach E, Kreczy A, Gschnitzer F, Semenitz E, Dierich MP (1995) Gasbrand als Manifestation einer endogenen Clostridium septicum-Infektion. Immun Infekt 23: 224–227

Sachverzeichnis

Abszesse 34
Acinetobacter 96, 97
Acylaminopenizilline 50
Allergien vom Soforttyp 45
Amikacin 60
p-Aminobenzoesäure 7
Aminoglykoside 18, 60, 61
Aminopenizilline 39, 48
Amoxicillin 50
– Amoxicillin / Clavulansäure 50
Ampicillin 48
– Ampicillin / Sulbactam 50
– Ampicillinexanthem 46
Anamnese 30
Anerobier 98
antibakterielle Wirkstoffe 40 ff.
Antibiogramm 10, 12, 22
Azithromycin 67
Azlocillin 50
Aztreonam 60

Bacampicillin 48
Bacitracin-Spülungen 33
Bacteroides 98
Bakterämie, lebensbedrohliche 22
Bakterienkultur 24
bakteriologische Untersuchungsverfahren, Chemotherapie 19
β-Laktam-Antibiotika 18, 22, 28, 58 ff.
β-Laktam-Ringe 45
β-Laktamaseinhibitoren

– i.v. applizierbare 52
– oral applizierbare 49
β-Phenoxyethanol 47
Bioverfügbarkeit 41
Blutspiegelbestimmung 26
Brandl 46
Bronchopneumonie 14
Burkholderia cepacia 95, 96

Campylobacter 97
– C. jejuni 97
Candida-Sepsis 27
Carbapeneme 58
Cefaclor 54
Cefadroxil 54
Cefalexin 54
Cefalotin 53
Cefamandol 53
Cefazolin 53
Cefepime 54
Cefixim 55
Cefmenoxim 53
Cefoperazon 53
Cefotaxim 53
Cefotetan 55
Cefotiam 53
Cefotiamhexetil 55
Cefoxitin 39, 55
Cefpirom 54
Cefpodoxim-Proxetil 55
Cefradin 54
Ceftazidim 23, 53

Sachverzeichnis

Ceftibuten 55
Ceftriaxon 54
Cefuroxim 53
Cefuroximaxetil 55
Cephalosporine 38, 51 ff.
- Anaerobier-Cephalosporine 55
- der 1. Generation 53
- der 2. Generation 53
- der 3. Generation 53
- der 4. Generation 54
- orale 54–56
- – neuere orale 55
Cephamycine 55
Chemotherapie, antibakterielle 2, 7 ff., 16, 18 ff.
- in der ärztlichen Praxis 9, 10
- im Krankenhaus 18 ff.
- – bakteriologische Untersuchungsverfahren 19
- – Innsbrucker Chemotherapieschema 18 ff.
- – lokale antibakterielle Chemotherapie 32 ff.
- – parenterale Verabreichung 18
- – perioperative Kurzzeitchemotherapie 36
Chain 7
Chinolone (Gyrasehemmer) 14, 70, 71
Cilastatin 58
Ciprofloxacin 70
Clarithromycin 67
Clavulansäure 39, 50
Clindamycin 62
Clostridium 98
- Cl. histolyticum 98
- Cl. novyi 98
- Cl. perfringens 98
- Cl. septicum 98
Cloxacillin 48
Contagium animatum (lebender Krankheitserreger) 1
Corynebakterien 84, 85
- C. diphtheriae 84
- C. jeikeium 85

C-reaktives Protein (CRP) 25, 28, 30

Darmflora 11
Dekontamination
  des OP-Bereiches 35
Desinfektionsmittelspülung 35
Dicloxacillin 48
Dirithromycin 67
Domagk 7
Dosierung von Substanzen 31
Doxycyclin 68

Eingriffe, operative 38
- Kurzeingriffe 38
- über mehrere Stunden 38
- in physiologisch massiv besiedelten Bereichen 38
Einzeldosis / Kurzinfusion 40
Elektronenmikroskopie 24, 58
Elimination 42
Enoxacin 70
Enteritiden 15, 92
Enterobacteriaceen 86
Enterokokken 10, 81
- E. faecalis 81
- E. faecium 81
Epoxid 62
Erysipel 14
Erythromycin 67
Escherichia coli 10, 87
Exantheme, Penizillin 46

Fieber, Medikamentenfieber 31
Fleroxacin 70
Flora der Mundschleimhaut 5
Florey 7
Flucloxacillin 48
Fosfomycin 62, 63
Fusidinsäure 74
Fusobakterien 98

Gasbrand 99
Gentamicin 23, 60
Gewebetraumatisierung mit Keimverschleppung während der OP 37

Glykopeptide 64 ff.
Gram-Färbung 76
gramnegative
– Kokken 83 ff.
– Stäbchenbakterien 86
grampositive
– Kokken 76 ff.
– Stäbchenbakterien 84
Gyrasehemmer (Chinolone) 14, 70, 71

Haemophilus influenzae 95
– Haemophilus-influenza-Meningitis 15
Halbwertszeit 42
Hals-Nasen-Ohren-Bereich, Infektionen 13
Hämodialyse 42
Hämofiltration 42
Harnspiegelbestimmung 26
Harnwegsinfektionen 10–13, 21, 88
– Häufigkeitsverteilung 11, 12
– Keimreservoir 11
Hautinfektionen 14
– lokale Entzündungen 14
– staphylokokkenbedingte Entzündungen 14
Helicobacter 97
– H. pylori 97

Imipenem/Cilastatin 58
Infektionen 4 ff.
– Enteritiden 15, 92 ff.
– Hals-Nasen-Ohren-Bereich 13
– Harnwegsinfektionen 10–13, 21, 88
– Hautbereich 14, 15
– Meningitis 15–17
– Schmierinfektion 6
– unterer Respirationstrakt 13, 14
Innsburcker Chemotherapieschema 18 ff.
– bakteriologische Untersuchungsverfahren 19
– klinische Anwendung 22

Intervall-Therapie 25
Isoxazolylpenizilline 48

Josamycin 67

Keimbesiedelung, physiologische 36
Keimbesiedlung 4 ff.
Keimflora, physiologische 4, 5
Keimverschleppung während der OP 37
Klebsiellen 88
– Klebsiellen-Pneumonie 88
klinische Mikrobiologie 76 ff.
koagulasenegative Staphylokokken 79
Koch 1
Kokken
– gramnegative 83 ff.
– grampositive 76 ff.
Kombinationstherapie 23
Kreuzallergie 46
kulturelle Untersuchung 20, 24
Kurzeingriffe 38
Kurzinfusion 40
Kurzzeitchemotherapie, perioperative 36 ff.
– Indikationen 38, 39

Lactulose 15
Lappenpneumonie 13
Legionellen 32
Leukozytenwerte 28
Listerien 84
lokale antibakterielle Chemotherapie 32 ff.
Lokaltherapie von Infektionen 35
Lomefloxacin 70
Loracarbef 54

Makrolide 13, 20, 64
Margreiter 47
MBK (minimale bakterizide Konzentration) 23
– Definition 43
Medikamentenfieber 31

Sachverzeichnis

Meningitis 15–17
- Haemophilus-influenza-Meningitis 15
- Meningokokken-Meningitis 15, 83
- Neisseria meningitidis 83
- Pneumokokken-Meningitis 15

Meningokokken 45
Meropenem 60
Metronidazol 75
Mezlocillin 50
MHK (minimale Hemmkonzentration) 23, 24, 43
- Definition 43

Mikrobilologie, klinische/mikrobiologische Untersuchungen 5, 76 ff.
Mikrokalorimtetrie 24, 58
Milzbrand 1
- Milzbrandbazillen 86
Minocyclin 68
Mischflora 19
Monobactam 60
Monoinfektionen 21, 22
MRSA (methicillinresistente Staphylokokkenkeimträger) 6, 79
multiresistente Erreger 6
Mundschleimhaut 5
- Flora der 5
- Schleimhautulzera 5
Mykobakterien 32

Neisseria meningitidis 83
Netilmicin 60
Norfloxacin 70

Ofloxacin 70
Operationsvorbereitung 35 ff.
Optochin-Test 20
oral applizierbare Penizillinpräparate und β-Laktamaseinhibitoren 49
Oxacillin 48

Pasteur 1
Penizilline 7, 8, 32, 33, 44 ff.
- Acylaminopenizilline 50
- Aminopenizilline 39, 48
- Isoxazolylpenizilline 48
- i.v. applizierbare Penizillinpräparate 52
- oral applizierbare Penizillinpräparate 49
- Peniciplast 32
- Penicillin G 44, 45
- Penicillin V 44, 46, 47
- Penizillin-Allergie 13
- Penizillinasen 45
- Staphylokokken, penizillinempfindliche 77
- Unverträglichkeit 45
- Wirkspektrum 44

Peptostreptokokken 98
perioperative Kurzzeitchemotherapie 36 ff.
Pharmakokinetik 41
Phasenkontrastmikroskopie 24
Phlegmone 95
physiologische Keimbesiedelung 36
Piperacillin 50
- Piperacillin/Tazobactam 50
Plasmaproteinbindung 41
Pleuraraum, lokale Antibiotikaapplikation 35
Pneumocystis carinii-Pneumonien 68
Pneumokokken 45, 81
- Pneumokokken-Meningitis 15
- Pneumokokken-Peritonitis 100
- Pneumokokken-Pneumonie 82
- Str. pneumoniae 81
Pollender 1
Prevotella 98
Pseudomonaden 93
- Ps. aeruginosa 32
Pyocyanin 32

Resistenz 6
- Bestimmung 16
- MRSA 6, 79
- multiresistente Erreger 6

Respirationstrakt, Infekte 13, 14
- unterer Respirationstrakt 13, 14
Rifampicin 74
Roxithromycin 67

Salmonellen 15, 89 ff.
- S. typhi 89
Schmierinfektion 6
Sepsis 22, 27, 28, 101
- Candida-Sepsis 27
- foudroyant verlaufende 28
- Urosepsis 12
Shigellen 91, 92
- Sh. boydii 91
- Sh. dysenteriae 91
- Sh. flexneri 91
- Sh. sonnei 91
Sparfloxacin 70
Sputumuntersuchungen 19
Staphylokokken 76
- koagulasenegative 79
- methicillinresistente 79
Staphylokokkenkeimträger (MRSA) 6, 79
- penizillinempfindliche 77
- St. aureus 77
Stenothrophomonas maltophilia 95
Streptokokken-Infektion 17, 45, 79, 80
- hämolysierende 17
- Peptostreptokokken 98
- Streptokokken-A-Erkrankung 80
- Streptokokken-B-Erkrankung 80
- Streptokokken der Viridansgruppe 82
- Str. agalactiae 80
- Str.-milleri-Gruppe 82
- Str. pyogenes 45, 79
- Str. pneumoniae 81
Streptomycin 60
Sulbactam 50
Sulfamethoxazol 68
Sulfametrol 68
Sulfonamide 3, 7, 32

Tazobaktam 50
Teicoplanin 64
Tetrazykline 20, 68, 69
Thienamycin 58
Thrombozytenwerte 28
Thyphusbakterien 89, 90
Tobramycin 60
Trimethoprim 68
- Trimethoprim-Sulfamethoxazol 68
Tuberkulose 1, 61

Urosepsis 12

Vancomycin 64
Verbrauchskoagulopathie 9
Verbrennungspatienten 22
Viridansgruppe, Streptokokken 82

Wachstumsblockierung des Erregers 29
Waterhouse-Friderichsen-Syndrom 15
Wirkstoffe, antibakterielle 40 ff.

Yersinien 93